Marijana Karišik

Guia prático através das vias respiratórias pediátricas

Marijana Karišik

Guia prático através das vias respiratórias pediátricas

Imprint

Any brand names and product names mentioned in this book are subject to trademark, brand or patent protection and are trademarks or registered trademarks of their respective holders. The use of brand names, product names, common names, trade names, product descriptions etc. even without a particular marking in this work is in no way to be construed to mean that such names may be regarded as unrestricted in respect of trademark and brand protection legislation and could thus be used by anyone.

Cover image: www.ingimage.com

This book is a translation from the original published under ISBN 978-3-659-71568-6.

Publisher:
Sciencia Scripts
is a trademark of
Dodo Books Indian Ocean Ltd. and OmniScriptum S.R.L publishing group

120 High Road, East Finchley, London, N2 9ED, United Kingdom
Str. Armeneasca 28/1, office 1, Chisinau MD-2012, Republic of Moldova, Europe
Printed at: see last page
ISBN: 978-620-5-61194-4

Tabela de Conteúdos

INTRODUÇÃO

O desenvolvimento da gestão das vias aéreas pediátricas percorreu um longo caminho, através do laringoscópio convencional, intubação nasal cega, dispositivos de vias aéreas supraglóticas com especial ênfase na engenhosa máscara laríngea das vias aéreas, laringoscopias vídeo e de fibra óptica, dispositivos trans-traqueal em cenário de vias aéreas difíceis e anteriormente impossíveis, tubos endotraqueal algemados, e gestão das vias aéreas neonatais no Tratamento Intraparto. Estes desenvolvimentos exigem actualizações dos conhecimentos e competências dos médicos sobre estes dispositivos, sendo a proficiência o elemento chave. As coisas mais importantes nas vias respiratórias pediátricas são mantê-las claras e seguras, conseguir e manter uma boa ventilação e oxigenação. As vias respiratórias nas crianças são afectadas por condições patológicas herdadas e adquiridas, tais como malformações congénitas, síndromes, infecções, inchaços, traumas e queimaduras. A mortalidade e morbilidade causadas por falhas na gestão das vias respiratórias ainda são elevadas. Os riscos podem ser reduzidos por:

1. bom conhecimento das características anatómicas e fisiológicas das vias respiratórias pediátricas,

2. avaliação/avaliação pré-operatória cuidadosa,

3. utilização adequada de equipamento e recursos adequados,

4. algoritmos simples e fáceis de memorizar e

5. formação apropriada e experiências adquiridas.

A intubação endotraqueal tem sido considerada a norma dourada para o controlo seguro das vias aéreas ao longo de várias décadas. Esta atitude mudou após a introdução da Laryngeal Mask Airway, um engenhoso dispositivo supraglótico das vias aéreas que foi concebido, desenvolvido e descrito pela primeira vez em 1983 pelo Dr. Archie Brain. Desde a sua introdução na anestesia pediátrica no final da década de 1980, a máscara laríngea das vias aéreas (LMA) tem sido utilizada cada vez mais para facilitar a colocação e remoção em comparação com a intubação endotraqueal, menos traumatismo para o tracto respiratório, melhor tolerabilidade pelos pacientes, melhor estabilidade hemodinâmica durante a emergência, menos tosse, menos dor de garganta, evitar a laringoscopia, vias aéreas sem mãos. No entanto, o LMA não é adequado para superar problemas funcionais das vias respiratórias e obstrução mecânica das vias respiratórias. As crianças saudáveis com vias respiratórias normais inesperadas (anatómicas e funcionais), as crianças com vias respiratórias normais debilitadas (corpo estranho, alergia, queimadura, inflamação) e as crianças com uma via respiratória esperada difícil (congénita, tumores, cicatrizes, trauma) requerem algoritmos de reconhecimento e tratamento urgentes devido ao aumento das reservas de oxigénio. Em 2 estas situações, o LMA é uma ferramenta de salvamento em ressuscitação cardiopulmonar, desempenha um papel especial na gestão das vias respiratórias pediátricas e esse dispositivo de vias respiratórias supraglóticas participa em algoritmos de vias respiratórias pediátricas difíceis.

CAPÍTULO 1

1.1 Anatomia e fisiologia

A afirmação, "as crianças são apenas pequenos adultos", é um mito há muito desvendado. As vias respiratórias pediátricas, especialmente em bebés e crianças pequenas, são substancialmente diferentes das vias respiratórias dos adultos e sofrem alterações consideráveis desde o nascimento até à idade adulta. Estas alterações têm um impacto no desenvolvimento do crânio, da cavidade oral, da laringe e da traqueia. Basicamente, as principais diferenças entre as vias respiratórias pediátricas e as dos adultos são o tamanho, a forma e a posição (Figura 1).

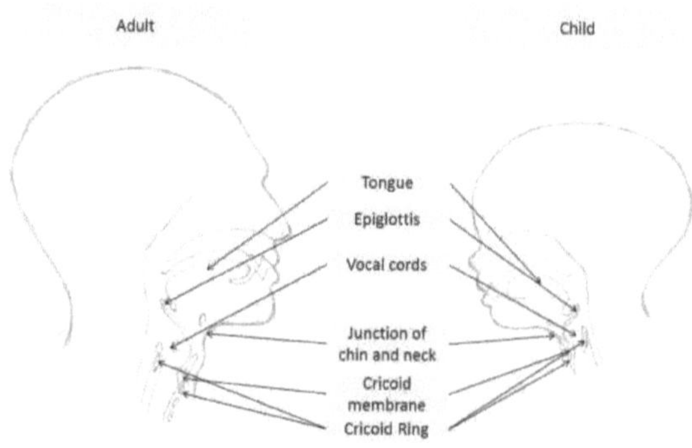

Figura 1: Via aérea pediátrica vs. via aérea adulta

Cabeça: *a cabeça da criança é relativamente maior*

A cabeça é grande em comparação com o corpo em bebés e crianças pequenas. O pescoço é mais curto devido a ser uma flexão natural, pelo que pode criar uma potencial obstrução das vias respiratórias e problemas com a ventilação da máscara do saco. A elevação dos ombros com uma toalha é útil em crianças com menos de 2 anos de idade, permite a abertura das vias respiratórias e uma boa ventilação. A posição de farejar e/ou o anel da cabeça são normalmente benéficos para as crianças mais velhas (Figura 2). Em situações de nível de consciência reduzido (situações de emergência/indução de anestesia), o tónus muscular é diminuído, a cabeça flecte, e o tónus faríngeo diminui, portanto, resultando numa redução do volume orofaríngeo e oclusão da orofaringe pela língua. Técnicas simples de abertura das vias aéreas, tais como manobras triplas

(inclinação da cabeça, elevação do queixo, impulso da mandíbula e/ou vias respiratórias orofaríngeas), são normalmente suficientes para abrir as vias respiratórias da criança. Se houver preocupação com lesões na coluna C, usar um simples impulso maxilar.

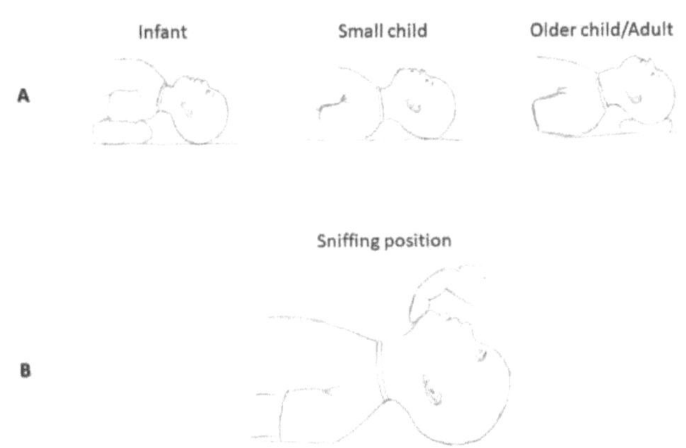

Figura 2: Posicionamento adequado de uma cabeça de criança A, posição de farejar B

Nariz: as narinas das crianças são pequenas e estreitas

A descida dependente da idade das estruturas laríngeas é essencial na transição da respiração nasal obrigatória para a oral. A respiração nasal obrigatória em bebés e bebés até aos 6 meses é causada pela posição ligada do palato mole, língua e epiglote.

Língua: *A língua da criança é grande*

A língua neonatal tem uma superfície dorsal plana, mobilidade lateral mínima e aparece grande na pequena cavidade oral. Os pacientes beneficiam normalmente de vias aéreas orofaríngeas com o tamanho adequado na boca.

Epiglote: *A epiglote infantil tem a forma de U ou V*

A epiglote neonatal é longa, estreita, mais dura, ligada ao palato mole, "flopando" a visão glótica na laringoscopia directa se não for levantada por uma lâmina laringoscópica (Figura 3). A epiglote é mais elevada em relação à coluna vertebral em C1 em recém-nascidos, desce para C3 após 6 meses e separa-se do palato mole quando começa a respiração oral, descendo depois para a sua posição habitual em C5 após 2 anos.

Laringe: *A laringe da criança está localizada mais cefálica*

A laringe neonatal tem uma forma cónica, a mais larga a nível supraglótico e a mais estreita a nível subglótico, situada anteriormente, e em relação à coluna vertebral em C2C3, em comparação com uma C5C6 adulta (Figura 4). Cria uma

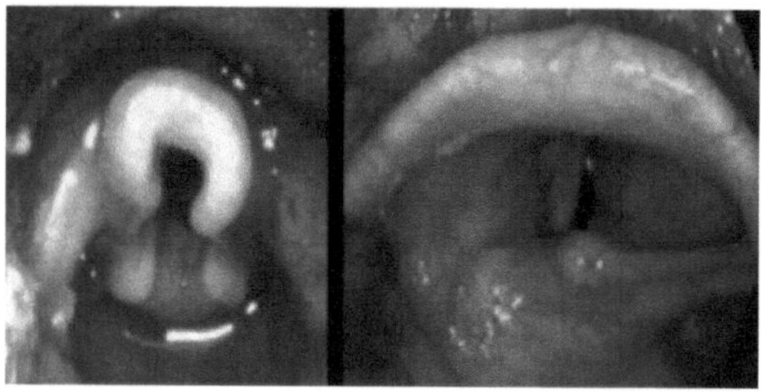

Figura 3: Glottis, lado esquerdo na criança, lado direito no adulto

ângulo entre a orofaringe e a traqueia, mas a laringe pode ser facilmente movida por manipulação externa quando se torna visível na laringoscopia directa, nas vias aéreas pediátricas normais. A laringe é aproximadamente cilíndrica em crianças mais velhas. As cordas vocais são mais curtas no recém-nascido e compreendem cerca de 50% da glote anterior, em contraste com dois terços numa criança mais velha. O anel cricóide é funcionalmente a parte mais estreita da via aérea neonatal, com uma forma elipsóide e uma camada mucosa, que é altamente sensível ao trauma. Esta consideração anatómica composta por um desenvolvimento incompleto dos reflexos protectores das vias aéreas (os reflexos laríngeos da laringe são concebidos para evitar a aspiração pulmonar), uma coordenação de deglutição imatura e um processo de mastigação inadequado, correm um risco elevado de advento traumático.

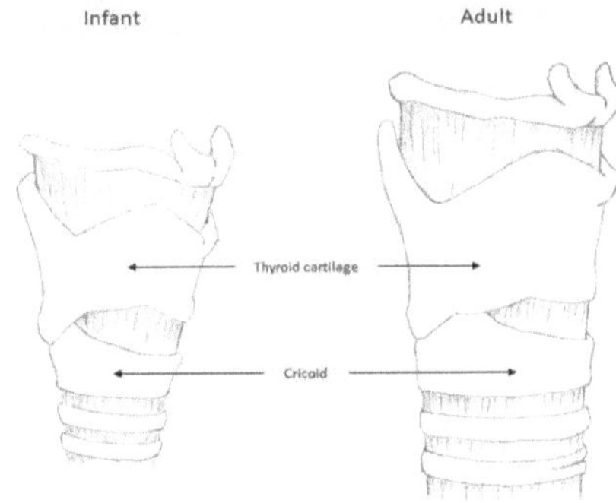

Figura 4: Laringe

Traqueia: *A traqueia infantil é mais curta do que a de um adulto*

O seu comprimento está relacionado com a idade e altura da criança, não com o peso do corpo. O comprimento de uma traqueia infantil é de 4 - 5 cm e o seu diâmetro é de 4 mm. Nos adultos é de cerca de 10 - 12cm e o seu diâmetro é de 1,5 - 2cm. O pequeno diâmetro interno leva a um aumento significativo da resistência das vias respiratórias. Edema mucoso, inflamação, tumores, traqueomalacia, resulta num aumento exponencial da resistência do fluxo de ar. Segundo a lei de Poiseuille, o fluxo de ar é proporcional à quarta potência do raio da via aérea; o edema de 1mm da traqueia infantil tem uma resistência 16 vezes maior ao fluxo de ar e a diminuição do fluxo de ar de 75% em comparação com a traqueia adulta onde esse mesmo edema tem uma resistência 1,5 vezes maior ao fluxo de ar e a diminuição do fluxo de ar de 22%. A descida dependente da idade das estruturas laríngeas é essencial na transição da respiração nasal obrigatória para a oral. A calcificação da laringe e da traqueia não ocorre tipicamente até à adolescência. Os anéis cartilaginosos flexíveis da traqueia podem predispor à obstrução dinâmica com ventilação por pressão negativa, especialmente quando existe qualquer obstrução parcial das vias aéreas. (Figura 5). As alterações na posição da cabeça podem levar ao deslocamento do tubo da traqueia.

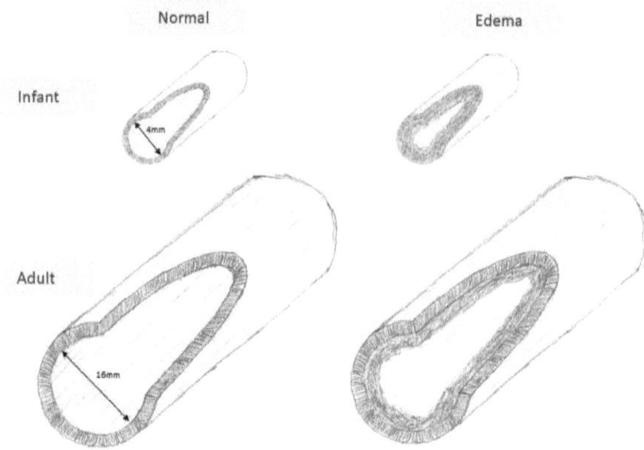

Figura 5: Diâmetro interno traqueal em criança e adulto

A via aérea pediátrica não pode ser discutida sem considerar a muito baixa capacidade residual funcional em crianças pequenas. A capacidade residual funcional (FRC) diminui com a apneia, e anestesia, causando colapso pulmonar.   Minuto a ventilação depende da taxa, uma vez que há poucos meios para aumentar o volume corrente. A capacidade de fecho é maior do que o FRC até aos 6-8 anos de idade. Isto causa uma tendência crescente para o encerramento das vias aéreas no fim da expiração. Isto, juntamente com a maior procura de oxigénio (duas vezes mais consumo de oxigénio 6-7 ml/kg/min, em comparação com os adultos 3-4 ml/kg/min) e maior produção de dióxido de carbono, resulta numa tolerância muito baixa à apneia, o que leva rapidamente a uma significativa hipoxemia, bradicardia, acidose e paragem cardíaca. Os mecanismos fisiopatológicos da insuficiência respiratória e cardíaca estão interrelacionados.

A ventilação em crianças pequenas é principalmente diafragmática. Órgãos abdominais volumosos ou um estômago cheio de gases provenientes de uma ventilação deficiente com máscara de saco, podem afectar o conteúdo do peito e entalar o diafragma, reduzindo a capacidade de ventilar adequadamente.

Há apenas 10% do número total de alvéolos encontrados em adultos. Os grupos de alvéolos desenvolvem-se ao longo dos primeiros 8 anos de vida. Mesmo uma pré-oxigenação óptima não resulta num "período de segurança" suficientemente longo para evitar a dessaturação, mesmo após curtos períodos de apneia. Há ainda menos tempo se a criança for mais nova. Assim, os recém-nascidos e bebés necessitam geralmente de IPPV durante a anestesia e beneficiariam de uma taxa respiratória mais elevada e do uso de PEEP. O CPAP durante a ventilação espontânea melhora a oxigenação e diminui o trabalho de respiração. A frequência respiratória fisiológica por minuto de acordo com a idade é calculada PR=24-idade/2. O volume corrente fisiológico na ventilação espontânea é TV=6-8 ml/kg, e durante a ventilação mecânica é de 7-10 ml/kg. O espaço morto fisiológico é de 30% e é aumentado por equipamento anestésico.

CAPÍTULO 2

2.1 Avaliação pediátrica das vias aéreas

O principal objectivo da gestão pediátrica das vias aéreas é assegurar a oxigenação e a ventilação. Uma cuidadosa avaliação pré-operatória, preparação e treino no reconhecimento do "normal" anatómico/fisiológico, do "normal deficiente" (anteriormente "normal" mas agudamente alterado devido a trauma, infecção, inchaço, queimaduras, tais como Supraglottis Laringeal oedema-epiglotite, edema laríngeo subglótico - croupa, abscesso, angina de Ludwig, etc.), e a "anormalidade conhecida" (anomalias congénitas e síndromes - Figura 6), bem como o posto de trabalho de anestesia devidamente equipado, e pessoal treinado são essenciais para a gestão correcta das vias respiratórias em crianças. Todos os problemas ou dificuldades anatómicas podem ser acompanhados por problemas funcionais.

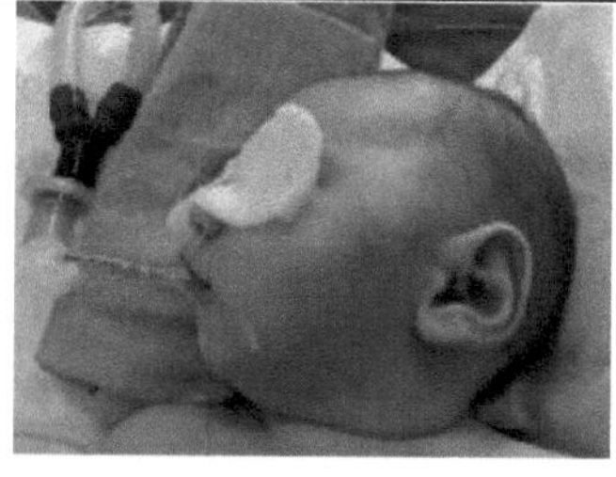

Pierre-Robin sy: Micrognatia, macroglossia, palato mole fendido

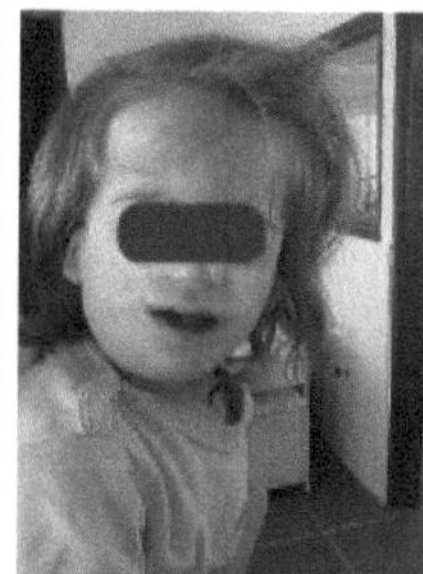

Traacher-Collins sy: Defeitos auriculares e oculares, hipoplasia malar e mandibular

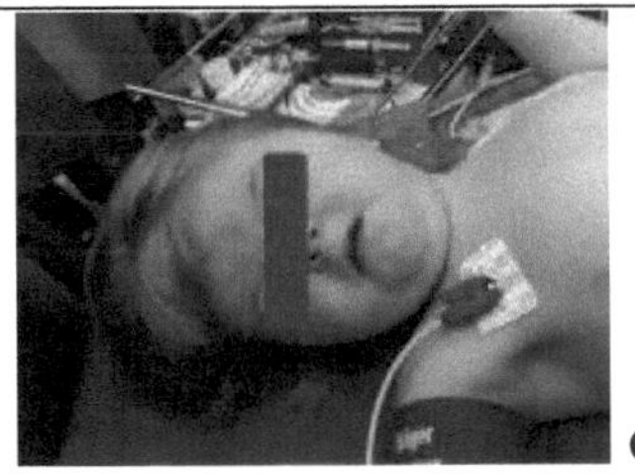**Crouzon sy:** Crescimento anormal dos ossos do crânio leva a nariz bicudo, maxilar subdesenvolvido, olhos largos e salientes, por vezes com abertura no lábio e no céu da boca (lábio leporino e palato fendido)

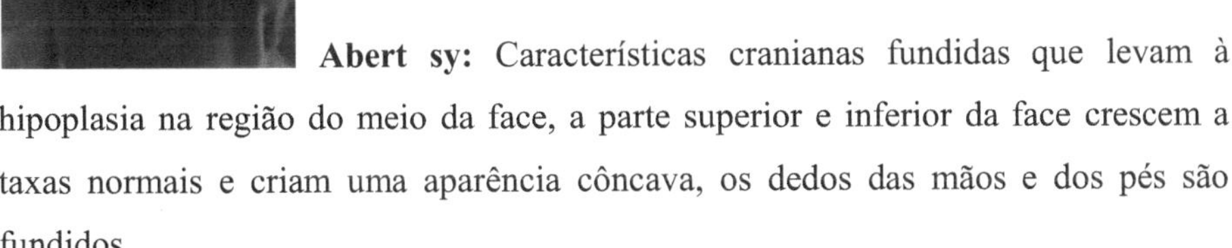**Abert sy:** Características cranianas fundidas que levam à hipoplasia na região do meio da face, a parte superior e inferior da face crescem a taxas normais e criam uma aparência côncava, os dedos das mãos e dos pés são fundidos

Figura 6: Condições favoráveis às vias respiratórias congénitas em crianças

A gestão de rotina das vias aéreas em pacientes pediátricos é normalmente fácil em mãos experientes, para anestesistas/praticantes/resuscitadores que trabalham nos hospitais especializados/serviços de emergência com pessoal e equipamento adequados que garantem uma segurança óptima nestes pacientes. Contudo, a gestão das vias aéreas pediátricas é um grande desafio para anestesistas/praticantes que trabalham em departamentos com um pequeno número de procedimentos cirúrgicos/emergenciais pediátricos. Uma cuidadosa avaliação pré-operatória através da história médica, exame físico e investigações deve ser obtida antes da anestesia de uma criança. Sinais como ronco excessivo e apneia do sono, histórico de problemas durante anestesia prévia, presença de hipoxemia (oximetria de pulso, cianose), mobilidade do pescoço, hipoplasia mandibular, abertura limitada da boca, assimetria

11

facial incluindo anormalidades do ouvido e estridor, devem alertar o anestesista/praticante, uma vez que estes estão frequentemente associados a vias respiratórias comprometidas.

As crianças com as inesperadas vias respiratórias normais difíceis são geralmente saudáveis e não têm sintomas ou sinais anteriores indicativos de uma via respiratória difícil. Os problemas das vias aéreas nestas crianças podem ser anatómicos (colapso das vias aéreas superiores e hipertrofia adenoideana) e funcionais (laringoespasmo, broncoespasmo, profundidade insuficiente da anestesia e rigidez muscular, hiperinsuflação gástrica, e colapso alveolar). Este problema é crítico em termos de tempo e requer reconhecimento imediato e tratamento imediato para prevenir a hipoxia e consequências potencialmente devastadoras. A paralisia muscular precoce e a administração de epinefrina ajuda a resolver estas obstruções funcionais das vias aéreas.

As crianças com uma obstrução das vias aéreas normais (corpo estranho, alergia e inflamação) requerem uma experiência significativa em anestesia pediátrica, particularmente em ventilação por saco e intubação directa por laringoscopia e podem ser geridas com sucesso por indução inalatória ou cuidadosa intravenosa de anestesia. Os dispositivos das vias aéreas supraglóticas não devem ser utilizados nesta situação, excepto se o cenário exigir uma emergência que salve vidas ou que salve membros. Otorrinolaringologia (Otorrinolaringologia) deve ser útil.

As crianças com uma via aérea difícil (anormal) devem ser transferidas/tratadas para um hospital especializado com experiência adequada, pessoal e equipamento disponível para garantir uma segurança óptima nestas crianças. A presença de um cirurgião otorrinolaringologista capaz, esfregado, e pronto a ir à indução é essencial nos pacientes deste grupo. A intubação traqueal por fibra óptica é considerada como o padrão de ouro da difícil gestão das vias aéreas pediátricas. A traqueostomia cirúrgica pode continuar a ser a única opção para assegurar as vias respiratórias em crianças. O carrinho de vias aéreas deve conter todos os tamanhos de: laringoscopias Miller e Macintosh, tubos orofaríngeos e nasofaríngeos, máscaras faciais, cateteres de sucção, ETTs, LMAs, tubos nasogástricos, bolsas de ambu, bougies, estiletes, fitas elastoplásticas, filtros HME, seringas hipodérmicas, cânulas, agulhas, eléctrodos, conjuntos IVI (fluidos de infusão intravenosa), agulhas intra-ósseas, equipamento para vias aéreas difíceis adoptado às condições locais, sistema de tubagem e T-peace para ventilação.

2.2 Máscara de saco e ventilação

Uma boa técnica básica de máscara de saco é a pedra angular para uma oxigenação e ventilação bem sucedida. A ventilação difícil da máscara facial em crianças saudáveis é muito rara, 0,02% do total de casos. Isto requer prática regular (diária) e ensino dedicado. A posição ideal da cabeça é obtida quando o pescoço está numa posição neutra ou de farejar. A parte de trás da cabeça é relativamente grande em recém-nascidos e crianças prematuras e a gestão das vias respiratórias deve ser feita com uma pequena toalha debaixo dos ombros para evitar a flexão do pescoço. A escolha de uma máscara facial adequada é importante (Figura 7). Deve ser suficientemente grande para cobrir a boca da criança, mas não deve cobrir os olhos da criança (Figura 8).

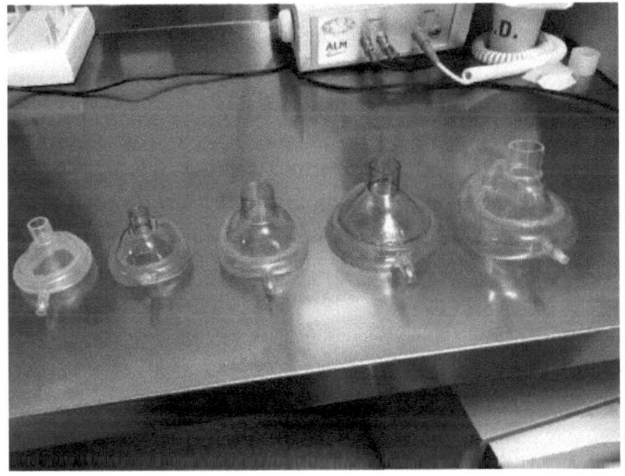

Figura 7: Diferentes tamanhos de ventilação da máscara facial

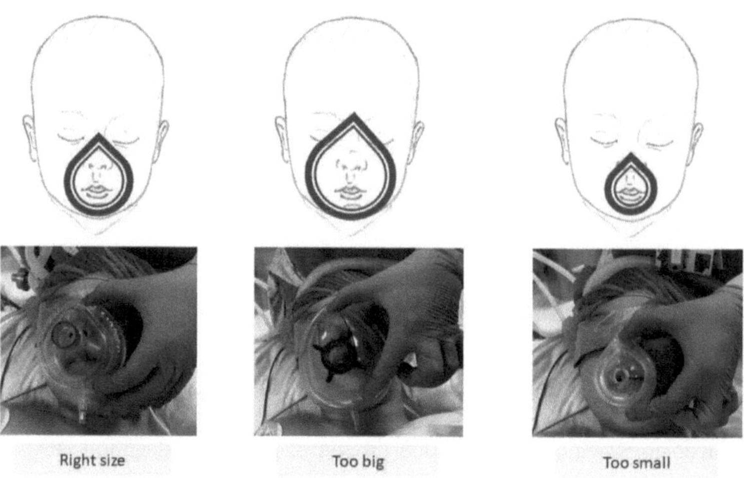

Figura 8: Tamanho correcto da máscara

A pinça cai para trás quando a criança está anestesiada/desconsciente, e isto tende a obstruir as vias aéreas. As vias respiratórias orais também impedem que a pinça pressione contra o palato e, portanto, permite a ventilação, mas o risco de possível laringoespasmo deve estar em mente (Figuras 9 e 10).

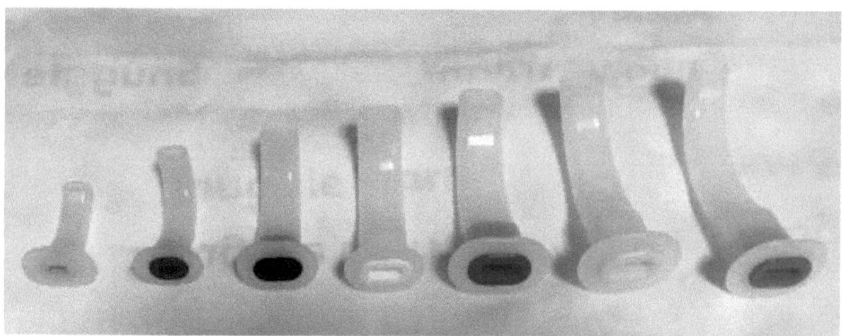

Figura 9: Diferentes tamanhos de tubos orofaríngeos

Uma via aérea nasofaríngea raramente causa laringoespasmo, mesmo que seja colocada durante os níveis de luz da anestesia / inconsciência. A vantagem de uma via aérea nasofaríngea é a possibilidade de ligar directamente o circuito anestésico, o circuito respiratório (peça em T), e a máscara da válvula da bolsa. O tamanho da via aérea nasofaríngea deve ser menor do que quando é utilizada para intubação endotraqueal (Figuras 11, 12 e 13). É também um dispositivo útil em vias respiratórias superiores difíceis, ou no caso de um ajuste difícil da máscara facial. É possível auxiliar ou controlar a ventilação através das vias respiratórias nasais se a boca e a narina livre forem fechadas manualmente.

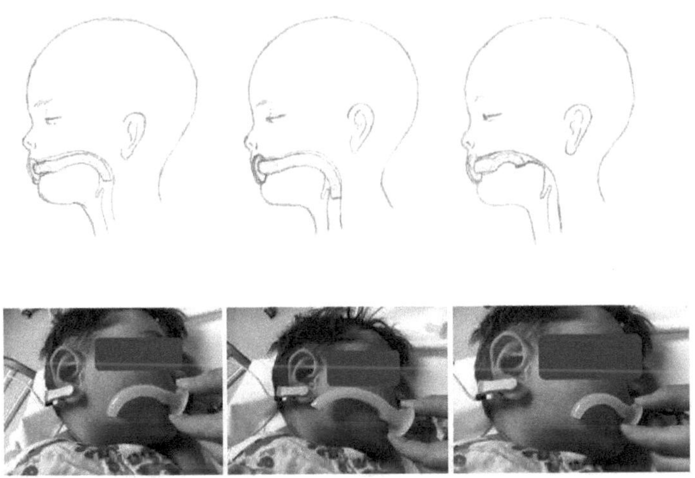

Figura 10: Tamanho correcto, tubos orofaríngeos demasiado grandes e demasiado pequenos

Uma máscara de válvula de saco, abreviada para BVM (bag-mask ou ventilação com máscara facial) e por vezes conhecida pelo nome proprietário Ambu bag ou genericamente como um ressuscitador manual ou "saco auto-insuflável", é um dispositivo de mão normalmente utilizado para fornecer ventilação com pressão positiva a pacientes que não estão a respirar ou que não respiram adequadamente. Tamanhos de sacos de ambu: Adulto = 800 - 1000ml; Pediátrico = 450 - 500; Criança pequena = 290 - 400ml; Neonatal = 80 - 120ml (Figura 14). A Associação Americana do Coração

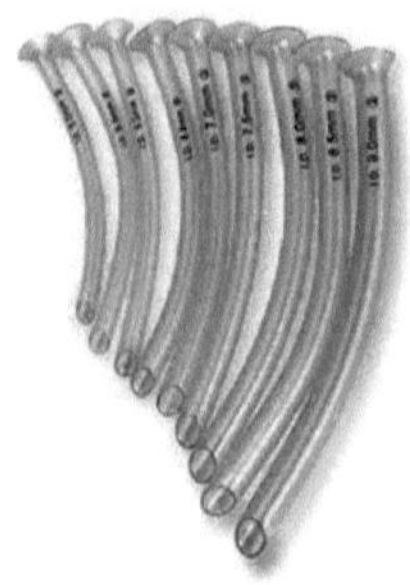

Figura 11: Diferentes tamanhos de tubos nasofaríngeos

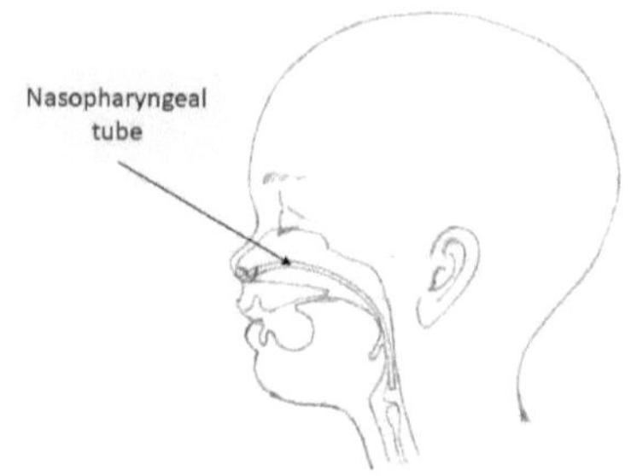

Figura 12: Tubo nasofaríngeo

(AHA) Guidelines for Cardiopulmonary Resuscitation and Emergency Cardiac Care recomendam que "todos os prestadores de cuidados de saúde devem estar familiarizados com a utilização do dispositivo de máscara de saco". Os ressuscitadores manuais são também utilizados dentro do hospital para a ventilação temporária de doentes dependentes de ventiladores mecânicos, quando o ventilador mecânico precisa de ser examinado em caso de possível mau funcionamento, ou quando os doentes dependentes de ventiladores são transportados dentro do hospital. Existem dois tipos principais de ressuscitadores manuais; uma versão é auto-preenchida com ar, embora na outra versão possa ser adicionado oxigénio adicional (O_2), mas não é necessário para o funcionamento do dispositivo. O uso de ressuscitadores manuais para ventilar um paciente é frequentemente chamado "ensacar" os pacientes.

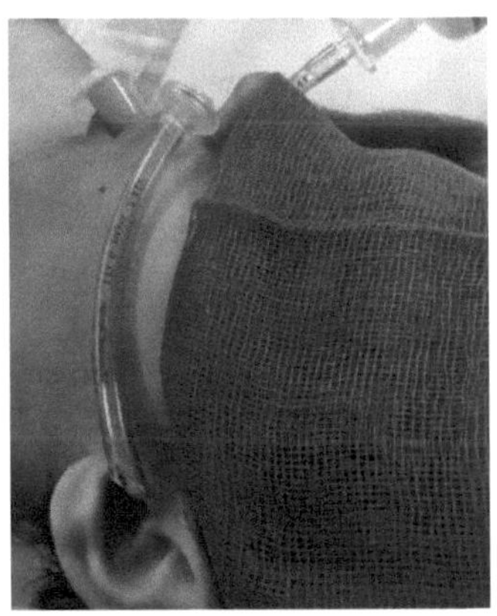

Figura 13: Tamanho correcto do tubo nasofaríngeo

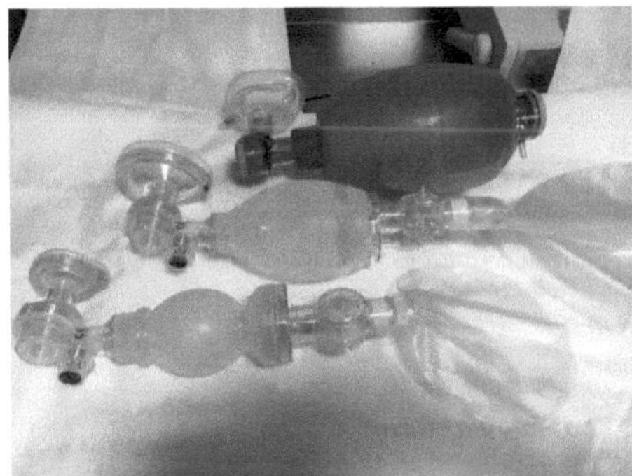

Figura 14: Diferentes tamanhos de máscaras de válvula de saco

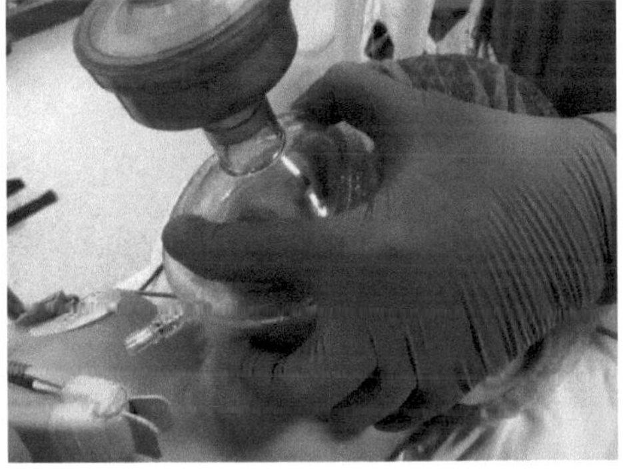

Figura 15: Ventilação de saco-máscara (um fornecedor)

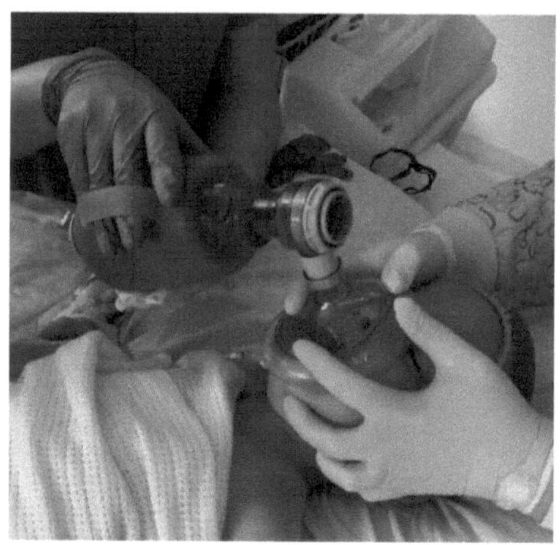

Figura 16: Ventilação de saco-máscara (dois fornecedores)

Os praticantes/resuscitadores segurarão o dispositivo de saco com a mão direita e fixarão a máscara ao rosto do paciente com a mão esquerda. A técnica correcta é levantar a mandíbula com o terceiro, quarto e quinto dedos enquanto se segura a máscara contra o rosto do paciente com o polegar e o dedo indicador (uma pega E-C do fornecedor com uma mão) ou com dois fornecedores - um para assegurar uma boa vedação da máscara usando a pega E-C com as duas mãos e o outro para apertar o saco (Figuras 15 e 16). De acordo com a idade, os tamanhos dos tubos orofaríngeos e máscaras faciais podem ser vistos no Quadro 1. A utilização de ajudas de memória (como a fita Broselow ou aplicações médicas) para o dimensionamento de equipamento e dosagem de medicamentos é a forma mais fácil de orientação rápida, pelo que é recomendada.

| Idade | Tubos Orofaríngeos | | Máscara facial |
	Tamanho	Comprimento (cm)	Tamanho
Bebés prematuros	000	3.5	0
Neonatos	00	4.5	1
Bebés (3 - 12 meses)	0	5.5	1 - 2

Crianças (1 - 5 anos)	1	6	2
Crianças em idade escolar (5 - 12 anos)	2	7	3
Adolescentes (> 13)	3	8	3 - 4

Tabela 1: Tamanhos de tubos orofaríngeos e máscaras faciais

A incidência para a ventilação difícil da máscara facial em crianças é de 0,02%.

Causas para sacos inesperados (rosto) - problemas de ventilação da máscara ver na Tabela 2.

PROBLEMAS INESPERADOS DE VENTILAÇÃO DA MÁSCARA FACIAL
Excluir e tratar obstrução anatómica
reabrir as vias aéreas
oro/naso - via aérea faríngea (obstrução nasal)
ventilação com duas mordentes de mão/boca aberta/boca aberta/chin lift-face máscara de ventilação e ventilação para duas pessoas
Excluir e tratar obstrução funcional
Via aérea superior
anestesia inadequada
laringoespasmo
Via aérea inferior
rigidez torácica
broncoespasmo
estômago sobreinsuflado (ar)
Quadro 2: Causas de problemas inesperados de ventilação da BVM

2.3 Preditores de vias aéreas pediátricas

A avaliação pré-operatória com histórico abrangente e exame físico ajudam a identificar vias aéreas potencialmente difíceis:

1. Sinais

1. ronco e apneia do sono

2. histórico de problemas durante a anestesia/ventilação anterior

3. presença de hipoxemia (oximetria de pulso, cianose)

4. mobilidade do pescoço,

5. hipoplasia mandibular

6. abertura bucal limitada

7. assimetria facial incluindo anomalias da orelha e do estridor

8. deve alertar o anestesista, uma vez que estes estão frequentemente associados a vias respiratórias difíceis na população pediátrica

O teste de Mallampati (Mallampati Classification System) nem sempre pode ser realizado em doentes pediátricos, porque estes não são cooperantes como os adultos. A classificação de Mallampati modificada consiste em avaliar as estruturas com o paciente sentado na vertical, com a língua de fora, e nenhuma vocalização (espátula pode ser útil), pode ser facilmente realizada em crianças. A melhor visão orofaríngea (BOV) é o método de avaliação semelhante à avaliação de MMP, boca aberta mas sem protrusão da língua e melhor ferramenta de avaliação das vias respiratórias do que a classificação de MMP em crianças (a espátula pode ser útil).

2. Sistema de Classificação de Mallampati

Classe I: palato mole, torneiras de tonsilas, pilares de tonsilas, e úvula visualizada - entubação "fácil".

Classe II: palato duro e mole, fauces de tonsilas, e úvula visualizada - intubação "ligeiramente difícil".

Classe III: palato duro e mole, base da úvula visualizada - entubação "muito mais difícil".

Classe IV: palato mole não visível - entubação "quase impossível".

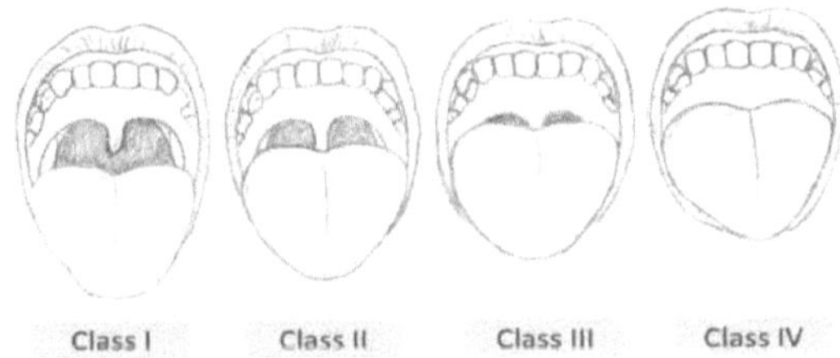

Figura 17: Sistema de classificação de Mallampati

3. Sistema de Classificação de Cormack e Lehane

O sistema de classificação Cormack e Lehane baseia-se na capacidade de visualização de certas estruturas por laringoscopia directa.

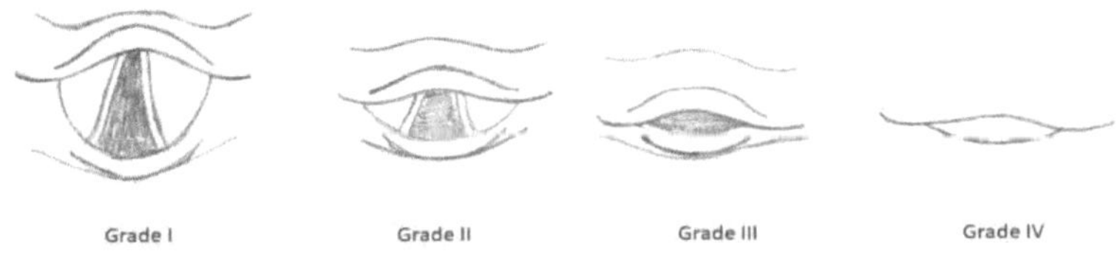

Figura 18: Sistema de classificação de Cormack e Lehane

Grau I: Vê-se a totalidade ou a maior parte da glote.

Grau II: Apenas a porção posterior da glote pode ser vista. O Grau II pode não ser considerado "difícil" tal como definido pela ASA, se alguma parte das cordas vocais for visível.

Grau III: Apenas a epiglote pode ser vista. O Grau III é considerado difícil, tal como definido pela ASA.

Grau IV: Nem a epiglote nem a glote podem ser vistas. O Grau IV é considerado difícil, tal como definido pela ASA.

4. Distância tireomental

A distância tireomental (TMD) é a distância desde a mandíbula inferior até ao entalhe da tiróide. A medição é realizada com a cabeça do paciente adulto completamente estendida. Ajuda a determinar a rapidez com que o eixo laríngeo irá cair em linha com o eixo faríngeo quando a articulação atlanto-occipital(A/O) for estendida. Se a distância for curta (menos de 3 dedos de largura dessa criança), é difícil conseguir o alinhamento dos eixos das vias aéreas, e há menos espaço disponível para o deslocamento da língua e entubação difícil.

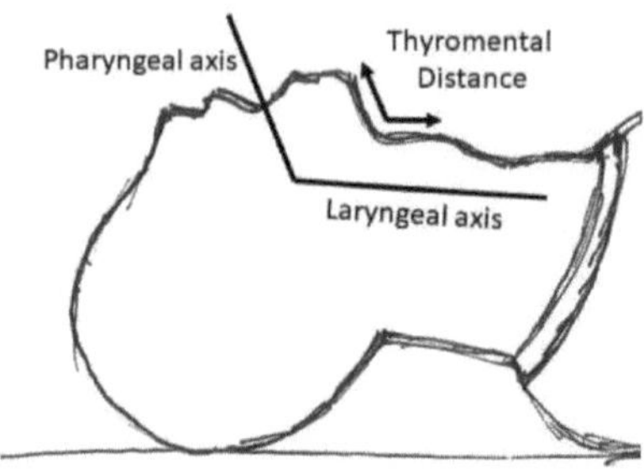

Figura 19: Distância tireomental

5. Distância esterno-mental

A distância da borda superior do manúbrio à ponta da mandíbula - correlação com a classe Mallampati, protrusão da mandíbula, fenda interincisivos e distância tireomentoniana. Foi medida com a cabeça totalmente estendida no pescoço com a boca fechada. Verificou-se um valor inferior a 12 cm (12 dedos de largura dessa criança) para prever uma difícil ventilação com máscara

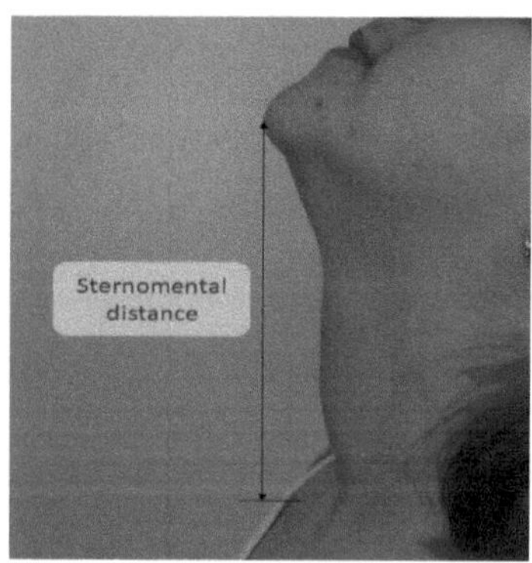

Figura 20: Distância esternomentária

6. Articulação Atlanto-Occipital

A mobilidade conjunta é medida quando a cabeça é mantida erecta e para a frente. A extensão normal é de 35 graus. Quase toda a extensão da cabeça no pescoço tem lugar na articulação atlanto-occipital (A/O). A flexão do pescoço também deve ser verificada movendo o queixo para baixo até ao peito. Quando a articulação A/O não pode ser prolongada, as tentativas de o fazer podem fazer com que a convexidade da coluna cervical se prolongue anteriormente, empurrando a laringe também anteriormente. É um preditor de difícil ventilação com máscara e difícil entubação.

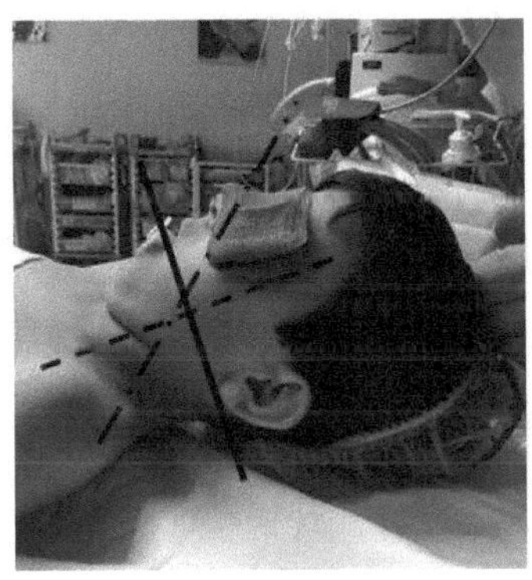
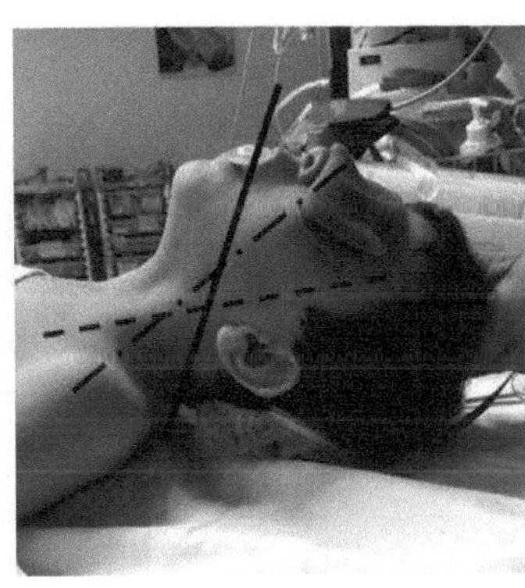

Figura 21: Junta atlanto-occipital

7. Método de avaliação das vias aéreas LEMON:

L - Olhe para o exterior (traumatismo facial, incisivos grandes, língua grande)

E - Avalie a regra 3-3-2 (distância dos incisivos - *3* pães de *dedos de criança*, distância hyoid-mental - *3* pães de *dedos de criança*, distância tiroide-hyoid - *2* pães de *dedos de criança*)

M - Mallampati (pontuação Mallampati > 3)

O - Obstrução (presença de qualquer condição como epiglote, edema, abcesso peritonsilar, trauma)

N - Mobilidade do pescoço (mobilidade limitada do pescoço)

Os preditores de difícil ventilação de máscara são a idade, a fenda interincisivos, a circunferência do pescoço e a distância esterno- mental.

Os preditores de laringoscopia e entubação directa difícil são a idade, o intervalo interincisivos, a melhor visão orofaríngea, a circunferência do pescoço e a distância tireomentoniana.

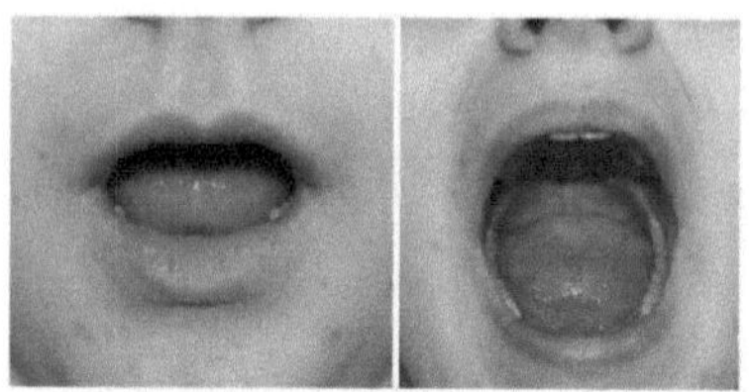

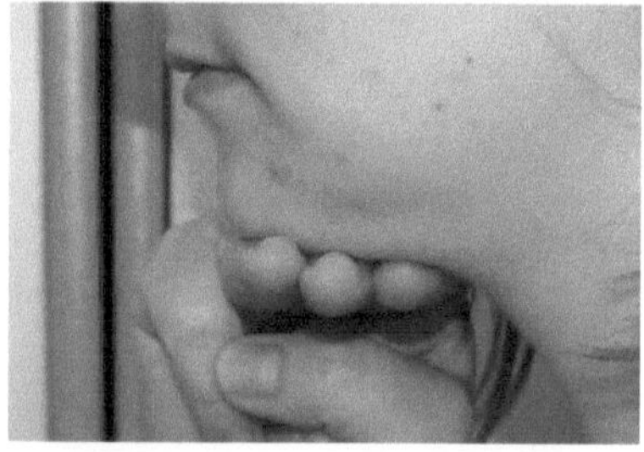

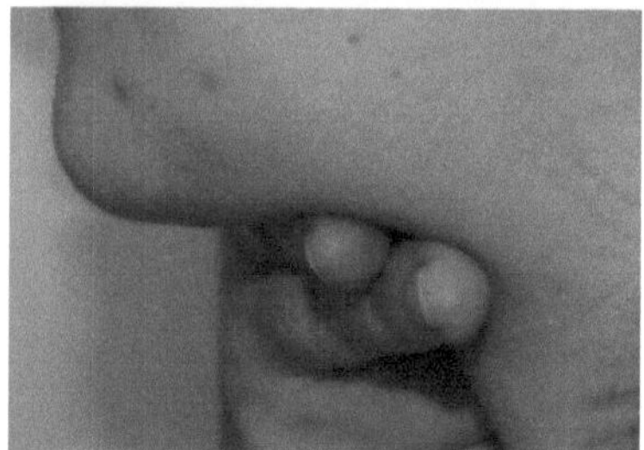

Figura 22: Regra 3-3-2 na avaliação das vias aéreas LEMON

2.4 Dispositivos de vias aéreas extraglóticas

Ocasionalmente, é necessário ou útil incorporar técnicas mais avançadas de vias aéreas, dispositivos de vias aéreas extraglóticas (EGD) e entubação.

Os EGDs são inseridos cegamente, são tipicamente mais fáceis de utilizar do que uma máscara facial e evitam muitos dos problemas associados à intubação endotraqueal. Os EGDs têm taxas de sucesso muito elevadas de proporcionar oxigenação e ventilação com um mínimo de formação inicial e contínua. Há uma variedade de EGDs agora disponíveis no mercado, alguns dos quais oferecem tamanhos pediátricos. Existem duas grandes categorias de EGD. A primeira categoria consiste em dispositivos supraglóticos, máscaras laríngeas-LMA (Figura 23). A palavra "supraglótico" significa "acima ou sobre a glote" ou "acima ou sobre a laringe que se encontra sobre a glote". A maioria requer ar para inflar o manguito e normalmente vem em tamanhos pediátricos e neonatais.

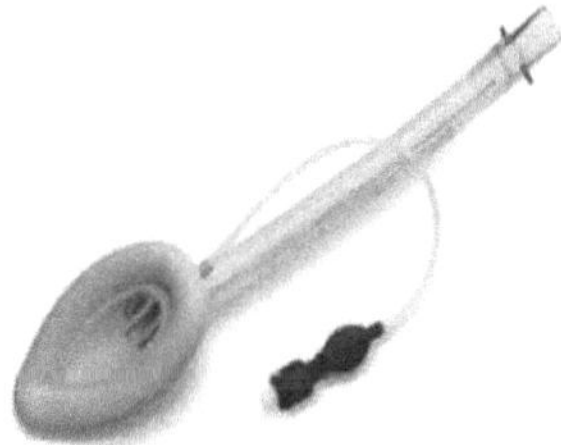

Figura 23: Máscara Laríngea da Via Aérea (LMA)

A segunda categoria de EGDs são dispositivos retroglóticos, tubo Laríngeo e tubo Combi, que se encontram dentro do esófago proximal e têm dois balões - um na faringe para evitar que o ar saia da boca e outro no esófago para evitar que o ar entre no estômago, dirigindo os gases para a via aérea por defeito.

O tubo laríngeo tem uma única porta que infla tanto os balões superiores como os inferiores. Vem em tamanhos pediátricos e neonatais (Figura 24). Modelos recentes têm uma porta para um tubo gástrico, permitindo uma menor distensão gástrica, o que facilita uma ventilação BVM mais eficaz. Há poucos ou nenhuns dados significativos na literatura que expliquem a utilização deste dispositivo nas vias aéreas normais ou de emergência da pediatria, principalmente devido à popularidade que os dispositivos LMA atingiram.

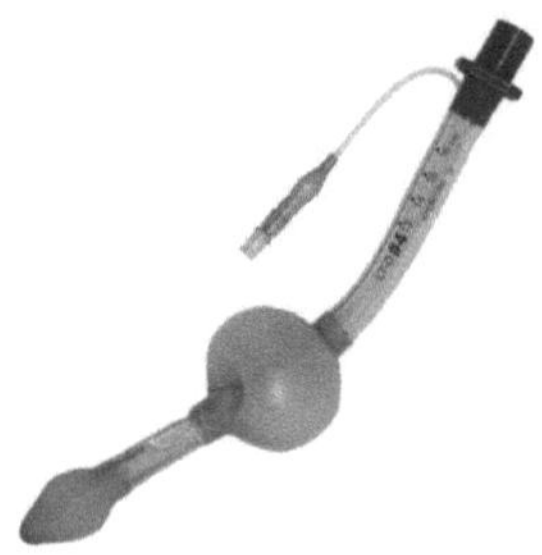

Figura 24: Tubo laríngeo

O tubo Combi tem dois portos separados para a inflação dos balões (Figura 25). Não há tamanhos disponíveis para pacientes < 4 pés, de facto o tubo Combi está disponível em dois tamanhos, 37 franceses (para pacientes até 180 cm de altura) e 41 franceses para utilização em pacientes mais altos. O tubo Combi é um tubo de duplo lúmen, com duplo manguito que permite a ventilação independentemente da sua posição, seja no esófago ou na traqueia. Uma porta assemelha-se a uma via aérea endotraqueal com uma extremidade distal aberta, enquanto a segunda assemelha-se a uma via aérea do tipo obturador esofágico, com uma extremidade distal bloqueada e oito pequenas saídas de ventilação ao nível faríngeo, permitindo a ventilação se a extremidade distal do tubo Combi for colocada no esófago. A inserção cega coloca o tubo Combi no esófago em mais de 95% dos casos. Uma grande preocupação relativamente ao tubo Combi é o facto de ter duas portas, e o utilizador deve verificar o lúmen correcto através do qual a ventilação é possível.

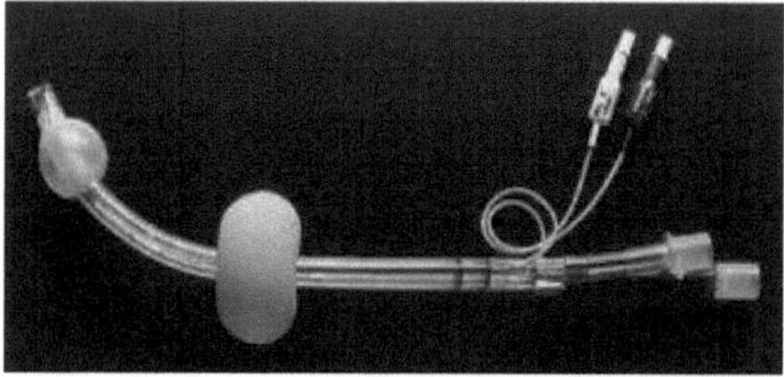

Figura 25: Tubo Combi

2.5 Intubação

A proficiência em laringoscopia directa e intubação traqueal requer uma boa técnica básica, prática regular e ensino dedicado. As tentativas de intubação traqueal devem ser limitadas devido ao facto de a via aérea pediátrica ser susceptível a trauma e inchaço. O objectivo principal deve ser a prevenção da hipoxemia e não a intubação traqueal. As lâminas rectas de Miller são úteis em recém-nascidos e lactentes. Uma lâmina de tamanho 0 é melhor em bebés com menos de 4 kg. Uma lâmina Macintosh curva é geralmente mais fácil em crianças mais velhas. Uma lâmina tamanho 1 é utilizada em crianças até aos 2 anos de idade, uma lâmina tamanho 2 até aos 10 anos de idade e uma lâmina tamanho 3 para crianças com mais de 10 anos de idade. A lâmina Macintosh é posicionada na vallecula, anterior à epiglote, levantando-a da via visual, enquanto a lâmina Miller é posicionada posterior à epiglote, prendendo-a enquanto expõe a glote e as cordas vocais. Os tubos não algemados são utilizados até aos 8 anos de idade, mas os mais recentes tubos algemados (grande volume, baixa pressão) com um manguito obrigatório controlado por manómetro inflado são seguros para crianças de todas as idades. Fixar o tubo endotraqueal com Elastoplast de 1cm de largura, assegurando que a fita adesiva envolve o tubo e pelo menos uma fita adesiva é fixada ao maxilar menos móvel. Voltar a verificar o comprimento do tubo no momento da colagem. O termo indução de sequência rápida (LER) também descrito como intubação de sequência rápida é utilizado em situações de emergência, quando o paciente deixa de respirar. É um processo especial de entubação endotraqueal que é utilizado com pressão cricóide. No entanto, o paciente corre o risco de aspiração pulmonar. A pressão cricóide, também conhecida como manobra de Sellick é uma técnica que envolve a aplicação de pressão à cartilagem cricóide no pescoço, ocluindo assim o esófago que passa directamente atrás dela. A pressão cricóide não deve ser confundida com a manobra "BURP" (Backwards Up Up Right wards Pressure), que é utilizada para melhorar a visão da glote durante a laringoscopia e a intubação traqueal exigindo que um clínico aplique pressão na cartilagem da tiróide posteriormente, depois cefalad (para cima) e, por fim, lateralmente para a direita do paciente. O equipamento para intubação traqueal contém: aspiração, oxigénio, tubo, estilete (1cm da extremidade do tubo), laringoscopia, pinça Magill pediátrica e detector de CO2. Tamanhos de tubos de acordo com a idade, ver no Quadro 3.

O diâmetro da falange distal do quinto (pequeno) dedo é aproximadamente do tamanho do tubo endotraqueal para orientação rápida quando a fórmula relacionada com a idade não pode ser usada porque a idade do paciente é desconhecida.

Isto é apenas um guia e o comprimento do tubo terá sempre de ser verificado clinicamente (capnometria, auscultação e movimentos torácicos).

A incidência de entubação difícil em crianças com menos de 16 anos é de 0,095%, menos de 1 ano é de 0,24%. Causas de problemas inesperados de ventilação do tubo traqueal ver no Quadro 4. A técnica de intubação traqueal em duas pessoas envolve uma pessoa que efectua a laringoscopia e manipula a laringe à vista enquanto a segunda pessoa olha por cima do ombro do laringoscopista e insere o tubo traqueal estilizado ou bouge através das cordas vocais até à traqueia para efectuar a intubação endotraqueal. Esta técnica não requer nenhum equipamento especial ou caro e tem uma taxa de sucesso muito alta de entubação endotraqueal.

Idade	ID (mm)	Distância entre a traqueia incisal e média (cm) (intubação orotraqueal) *	Distância entre a narina e a traqueia média (cm) (entubação nasotraqueal)
bebés prematuros	2 - 3	6 - 8	7 - 9
recém-nascidos	3 - 3.5	9 - 10	10 - 11
Bebés de 3 - 9 meses	3.5 - 4	11 - 12	11 - 13
9 - bebés de 18 meses	4 - 4.5	12 - 13	14 - 15
1,5 - crianças de 3 anos	4.5 - 5	12 - 14	16 - 17
4 - crianças de 5 anos	5 - 5.5	14 - 16	18 - 19
6 - crianças de 7 anos	5.5 - 6	16 - 18	19 - 20

8 - crianças de 10 anos	6 - 6.5	17 - 19	21 - 23
11 - crianças de 13 anos	6 - 7	18 - 21	22 - 25
14 - 16 anos crianças	7 - 7.5	20 - 22	24 - 25
fórmula para calcular o tamanho dos tubos em puericultura: ID(mm) =			$(16 + idade) / 4$
fórmula para calcular a distância boca - traqueia (cm) = + (idade / 2) * 12			
fórmula para calcular a distância nariz traqueia (cm) = 15 + (idade / 2)			

Tabela 3: Tamanhos de tubos

A distância entre a traqueia incisal e a traqueia média é coloquialmente chamada boca - distância da traqueia

PROBLEMAS INESPERADOS DE VENTILAÇÃO DO TUBO TRAQUEAL

Excluir e tratar

D   deslocamento do tubo traqueal

O   obstrução do tubo traqueal (secreções, sangue, parede traqueal, bolsa, corpo estranho traqueal)

P   pneumotórax

E   problemas de equipamento

S   pressão intra-abdominal aumentada no estômago

Quadro 4: Problema de ventilação do tubo traqueal

CAPÍTULO 3

3.1 Laringeal mask airway

A entubação endotraqueal tem sido considerada o padrão dourado do controlo seguro das vias aéreas durante várias décadas. Por conseguinte, a gestão avançada das vias aéreas foi principalmente centrada na laringoscopia e na intubação. Esta atitude mudou após a introdução da Laryngeal Mask Airway (LMA), um engenhoso dispositivo supraglótico das vias aéreas que foi concebido, desenvolvido e descrito pela primeira vez em 1981-83 pelo Dr. Archie Brain. É considerado um marco no campo da gestão das vias aéreas e um dos mais importantes desenvolvimentos em dispositivos de vias aéreas ao longo dos últimos 30 anos.

Inicialmente direccionados para procedimentos simples, os SDA têm vindo a ganhar novas indicações, uma vez que muitos modelos avançados foram introduzidos com desenhos específicos para um melhor desempenho da ventilação e maior segurança dos pacientes. A conduta de ar que sela na faringe é característica fundamental e essencial em qualquer LMA. A melhoria do LMA para minimizar o risco de aspiração, evitando ao mesmo tempo traumas de compressão das estruturas perilaríngeas, é a mudança mais importante possível no desenvolvimento de tal dispositivo.

A versão padrão, o ***modelo Classic (cLMA)***, conhecido como "primeira geração de selos" de SADs (um selo - selo orofaríngeo) é feito de silicone e consiste num tubo curvo e num punho insuflável de forma oval concebido para selar à volta da laringe. Duas barras elásticas são posicionadas sobre uma abertura oval para evitar obstrução pela epiglote (Figura 26). cLMA é fácil e rapidamente fixado por ambos, pessoal inexperiente, e anestesistas treinados.

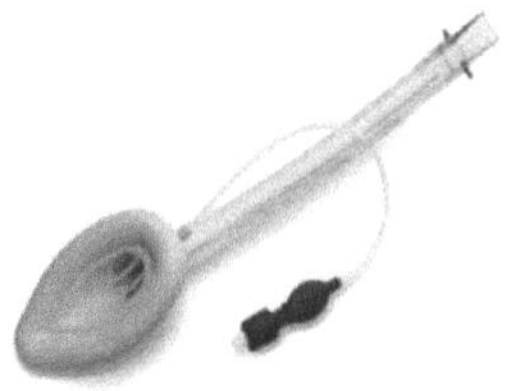

Figura 26: LMA clássico

LMA-unique é uma versão de uso único da cLMA desenvolvida após alguns estudos terem demonstrado depósitos de proteínas em cLMAs após autoclavagem, levando a preocupações de doenças infecciosas (nomeadamente priões). Tem a mesma concepção que a cLMA e os estudos mostram um desempenho clínico semelhante (Figura 27).

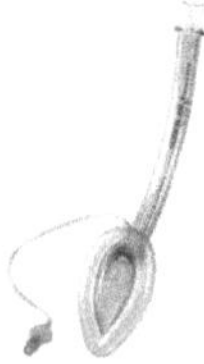

Figura 27: LMA única

O LMA flexível combina a máscara e o punho do cLMA com um tubo estreito, longo e reforçado com fio que é flexível. Útil para cirurgia facial e do pescoço, proporcionando pouco risco de deslocação das vias aéreas (Figura 28).

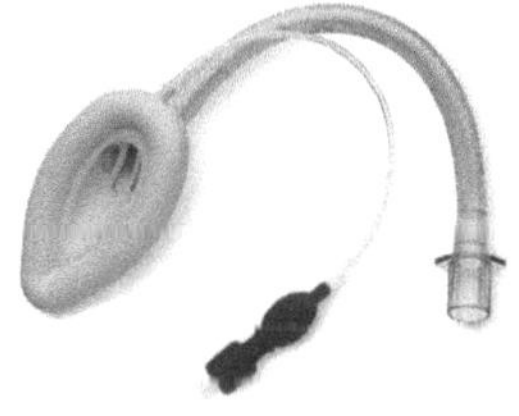

Figura 28: LMA Flexível

A intubação de LMA (Fastrach, ILMA) é rígida (aço inoxidável) e o tubo de via aérea anatomicamente curvo permite a gestão da intubação traqueal difícil, não para uso rotineiro como dispositivo de via aérea (Figura 29). É mais fácil de introduzir do que um ET, o que permite uma intubação cega subsequente com um ET até ao tamanho 8 através de si mesmo. Não há tamanhos para crianças. Pode também, se necessário, ser utilizado para ventilação, tal como os outros SADs. A taxa global de sucesso da entubação através deste dispositivo é de cerca de 96%. Além disso, os novos SADs, conhecidos como "segunda geração de selos" incluem mais um selo, porta gástrica como segundo selo, na sua concepção para melhor proteger o paciente contra aspiração e para ter uma ferramenta de diagnóstico para confirmar a posição adequada do dispositivo. Existem a ProSeal LMA (PLMA), a Supreme LMA (SLMA), a i-Gel, a Air-Q Blocker, Guardian, embora ligeiramente modificadas, por diferentes fabricantes.

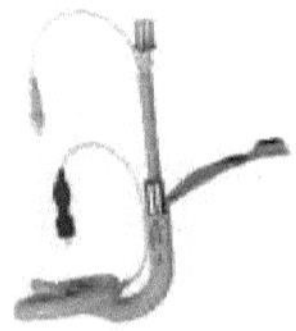

Figura 29: Fastrach LMA

A **PLMA** é um desenho melhorado da cLMA, tem uma melhor vedação das vias aéreas, um segundo manguito posterior (tamanhos adultos), permitindo uma maior pressão de vedação orofaríngea de 27 cm H2O (Figura 30). Foi também a primeira a permitir o acesso ao tracto gastrointestinal, através de um tubo de drenagem esofágico que permitiu a separação do tracto gastrointestinal e respiratório. Estes permitiram um melhor desempenho, especialmente quando a ventilação por pressão positiva é utilizada com segurança, reduzindo o risco de aspiração e ajudando a avaliar a colocação correcta através da inserção de um tubo gástrico, é possível encontrar a localização da ponta do dispositivo. O tubo das vias respiratórias é reforçado e, unido com tubos de drenagem, forma uma estrutura rígida para evitar obstrução em caso de mordedura do paciente.

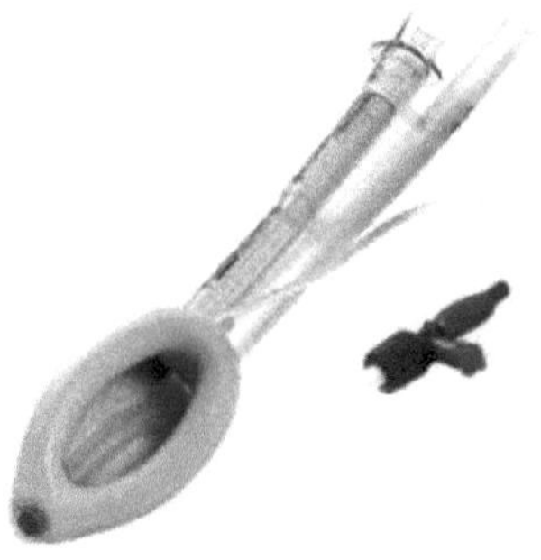

Figura 30: ProSeal LMA (PLMA)�

A ***SLMA*** é uma evolução da PLMA com tubo de vias aéreas semi-rígido, elíptico e anatómico e porta gástrica (Figura 31). Este dispositivo de vias aéreas supraglóticas facilita a inserção fácil, colocação mais estável sem colocar os dedos na boca do paciente ou sem necessitar de uma ferramenta introdutora para a inserção.

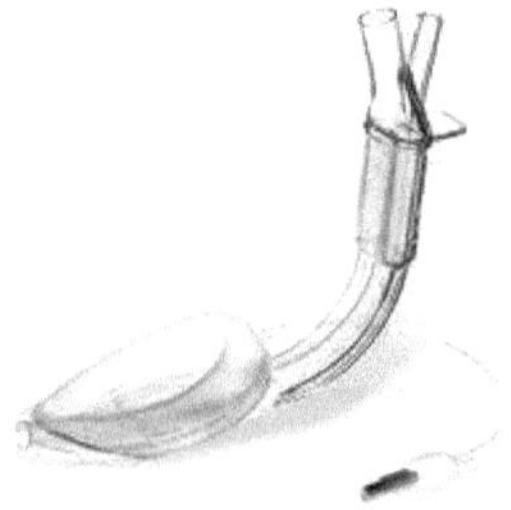

Figura 31: LMA Supremo (SLMA)

O ***i-Gel*** é um novo dispositivo de vias aéreas supraglóticas sem manguito constituído por tubo de vias aéreas, porta gástrica e uma máscara feita de material semelhante a gel, que se adapta à superfície anatómica após a introdução (Figura 32). A máscara de gel é concebida para criar uma vedação anatómica não insuflável das estruturas faríngea, laríngea e perilaríngea, evitando ao mesmo tempo traumas de compressão. Esta característica encurta o tempo de inserção e diminui as hipóteses de dor de garganta. Um canal gástrico percorre o dispositivo desde a sua abertura proximal no lado direito do conector até à ponta distal do punho não insuflável.

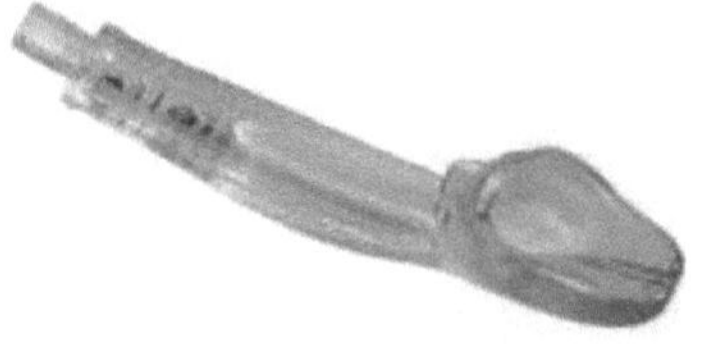

Figura 32: i-Gel LMA

O **Blocker Air-Q** é um LMA concebido como dispositivo de ventilação das vias aéreas, bem como uma conduta para intubação traqueal (Figura 33). Este dispositivo LMA tem um canal bloqueador de ar-Q integrado para um bloqueador/tubo gástrico dedicado para aceder ao esófago. Tem uma máscara elíptica, insuflável, algemada e um tubo de via aérea ligeiramente curvo com um conector destacáveis. Este dispositivo é adequado para ventilação de resgate, entubação, aspiração de resgate e ventilação do esófago.

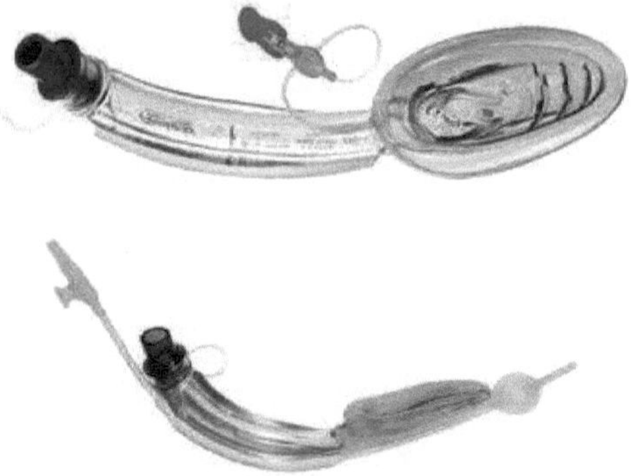

Figura 33: Bloqueador de ar-Q LMA

O **Guardian LMA** é um dispositivo com uma porta de drenagem gástrica e válvula de balão piloto que monitoriza constantemente a pressão intracuff (Figura 34). A válvula piloto de manguito com indicador de pressão fornece quaisquer alterações na pressão antes que possam afectar a segurança do paciente.

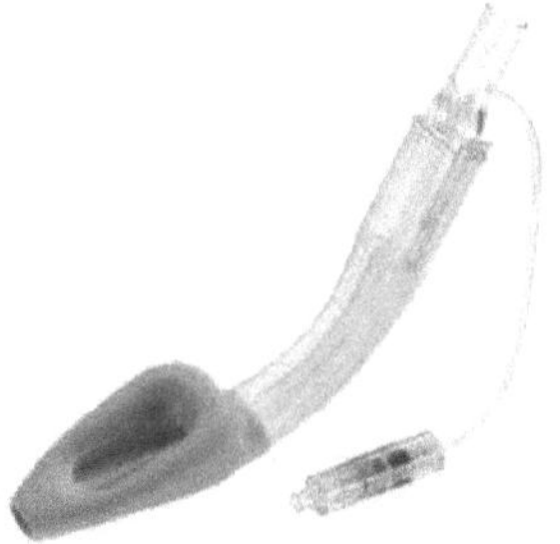

Figura 34: LMA Guardião

A máscara de **Baska** tem muitas das características de outros SADs, com um mecanismo de selagem radicalmente diferente (Figura 35). Tem uma manga não insuflável que é modelada para assumir a forma da via aérea supraglótica, contínua com o lúmen da via aérea, permitindo a expansão com ventilação por pressão positiva, evitando ao mesmo tempo os problemas de sobre-inflação da manga. Estas características reduzem potencialmente o risco de danificar o tecido orofaríngeo e/ou nervoso e melhoram a vedação. A máscara de Baska incorpora uma entrada que cabe no esófago superior, e a superfície dorsal do manguito é moldada para direccionar qualquer conteúdo orofaríngeo para longe da glote e para o lado do canal de dois tubos de drenagem gástricos. Além disso, existe um bloco de mordedura integrado, que reduz o risco de os pacientes morderem e bloquearem as vias respiratórias e uma punho prolongado preso ao cuff que permite ao médico controlar o grau de flexão do dispositivo durante a inserção.

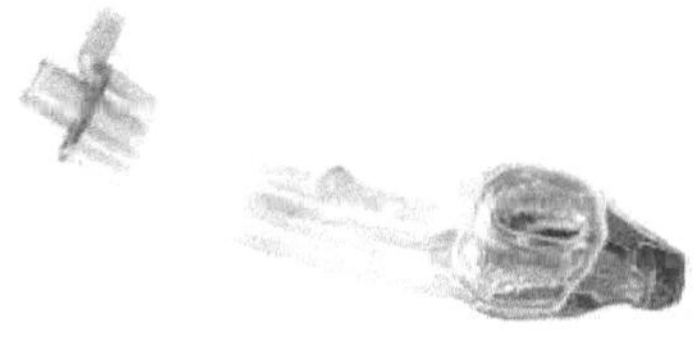

Figura 35: Baska LMA

TotalTrack é o primeiro dispositivo de máscara vídeo laríngea, sistema "3 em 1", permitindo ventilação e entubação simultâneas sob visualização directa através de uma câmara (Figura 36). Ao mesmo tempo, o sistema pode aspirar as secreções laríngeas e gástricas. Durante todas estas manobras, é fornecida uma pressão positiva contínua de oxigénio. Não há tamanhos para crianças.

Relativamente a uma nova classificação actualizada conhecida como "terceira geração", provavelmente precisamos de esperar milhares e milhares de anos para descobrir se a minimização do risco de aspiração ou mecanismo de selagem ou intubação através do dispositivo é a mudança mais importante no desenvolvimento de tal dispositivo. Menos agressivo, não invasivo, não traumático para estruturas perilaríngeas, na linha das propostas de classificação, constituiria um bom ponto de partida para os pacientes pediátricos. O LMA tornou-se predominante na gestão das vias aéreas pediátricas porque são tipicamente mais fáceis de utilizar do que as máscaras faciais e evitam muitos dos problemas associados à intubação endotraqueal. O tamanho do LMA tem de ser adequado ao peso da criança (Tabela 5).

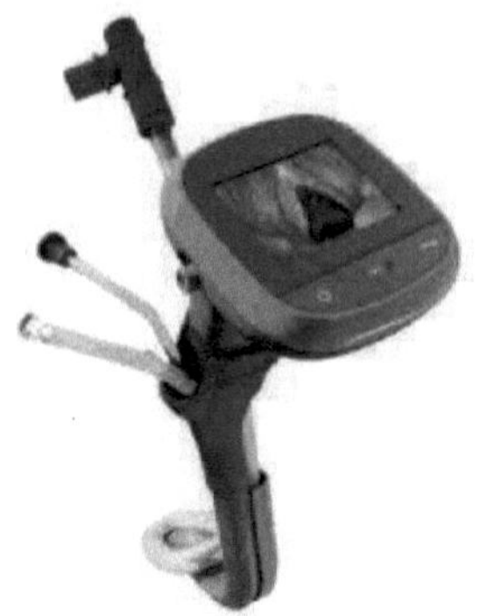

Figura 36: TotalTrack

A utilização de LMA pode resultar em inserção difícil, obstrução das vias respiratórias, aumento da pressão do ventilador, e fuga orofaríngea nas crianças. Nestes casos, a escolha do tamanho adequado é importante para uma inserção bem sucedida e uma ventilação adequada. O fabricante recomenda que o tamanho do LMA seja baseado no peso, mas por vezes a técnica relacionada com o peso, que é o método padrão-ouro, nem sempre é aplicável. Nos serviços de emergência, o peso do paciente é por vezes desconhecido, ou os prestadores de emergência têm algumas dificuldades em recordar a relação entre peso e tamanho. O Quadro 6 apresenta uma forma rápida e fácil de calcular fórmulas de peso para três faixas etárias diferentes de crianças.

Peso da criança	Tamanho LMA
< 5kg	#1
5-10 kg	#1.5
10-20 kg	#2
20-30 kg	#2.5
30-50 kg	#3

Quadro 5. Tamanhos de LMA em doentes pediátricos

Além disso, crianças com ou sem excesso de peso podem ser excluídas da gama definida pela tabela baseada no peso.

Idade	Peso (kg)
bebés < 12 meses	(idade em meses + 9) / 2
crianças de 1-5 anos de idade	2 x (idade em anos + 5)
crianças dos 5-14 anos de idade	4 x idade em anos

Quadro 6. Peso aproximado das crianças, se a idade for conhecida

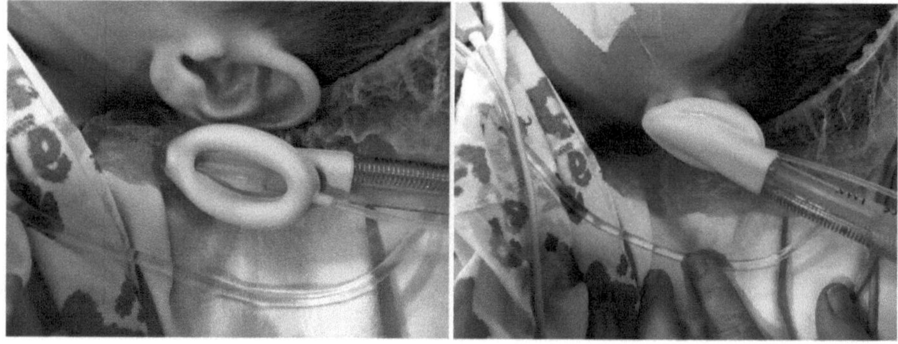

Figura 37: Tamanhos de LMA de acordo com a aurícula em crianças

O método de selecção de LMA baseado no tamanho da aurícula mostrou uma boa correlação com o método de selecção baseado no peso corporal em pacientes pediátricos (Figura 37).

Foram descritas várias técnicas de inserção, que reflectem o facto de que a colocação correcta nem sempre é fácil. Exemplos incluem:

1.   Usando o polegar e o indicador para guiar o LMA contra o palato duro na linha média com punho completamente deflacionado ou parcialmente insuflado permitindo uma borda dianteira mais macia contra a parede faríngea posterior;

2.   Usando um LMA pré-configurado modificado;

3.   Inserindo um LMA parcialmente insuflado lateralmente 45° contra o lado da língua, avançando até se encontrar resistência e depois rodando de volta para a linha média;

4.   Inserir o LMA com o seu punho virado para o palato e virá-lo 180° à medida que começa a entrar na hipofaringe - semelhante à inserção da via aérea orofaríngea.

As últimas técnicas destinam-se a evitar empurrar a língua de volta para a hipofaringe e a causar obstrução à passagem. As tentativas de inserção múltipla podem aumentar a incidência de dores de garganta pós-operatórias.

Muitos anestesistas pediátricos preferem inserir o LMA mais pequeno de forma inversa, com a abertura da máscara contra o paladar, e rodá-la no lugar quando está totalmente inserida. Esta técnica só pode ser utilizada em LMA com tubo rígido. É comum encher parcialmente a manga durante a inserção. A quantidade de ar deve mantê-la expandida mas não distendida. Com esta técnica, não deve ser necessário inflar mais a braçadeira. Após a inserção do LMA, o tubo respiratório de cada máscara laríngea liga-se ao sistema circular de um aparelho de anestesia/ circuito respiratório/saco de ambu e inicia-se a ventilação manual. O desempenho considera excelente (sem fuga audível), bom/aceitável (uma fuga audível ligeira, clinicamente irrelevante, com ventilação adequada), ou mau/ /inaceitável (perda de ar clinicamente relevante e ventilação insuficiente que requer reposicionamento ou substituição do dispositivo). O tempo sugerido para a remoção do LMA é bastante curto após a conclusão do procedimento, quando o paciente tem ventilação espontânea suficiente, antes do retorno dos reflexos e com a criança posicionada de lado.

A incidência de dor de garganta seria significativamente reduzida se se utilizasse o "apenas-selar" ou metade do volume máximo recomendado. Um manguito hiper-insuflado pode ser deslocado da faringe com perda de vedação e ser demasiado rígido para se adaptar aos contornos da faringe. A pressão de fuga orofaríngea foi determinada pelo fecho da válvula expiratória do circuito quando se ouviu um ruído audível sobre a boca. Devido a preocupações de segurança; a pressão máxima aceitável de fuga orofaríngea era de 40cm H2O.

A hiperinflação do manguito de LMA resultando na compressão directa das estruturas faríngeas, tem sido implicada em relatos de paralisia recorrente do nervo laríngeo e hipoglossal em crianças. Este problema será exacerbado se o LMA for demasiado pequeno e o manguito estiver sobreinsuflado para se obter uma vedação eficaz. Em teoria, um LMA correctamente posicionado não deve estar em contacto com a área da hipofaringe em que os vasos e os nervos correm. Estudos em adultos mostram que o óxido nitroso, agente anestésico inalatório, se difunde para as algemas e aumenta a pressão da braçadeira. A utilização da manometria para limitar e controlar a pressão do manguito LMA e a broncoscopia de fibra óptica para verificar a posição deve ser uma prática de rotina. A posição anatómica avaliada por broncoscopia de fibra óptica é classificada como na Tabela 7.

Grau	Posição
1	cordas vocais (obstrução visual da epiglote à laringe<50%)
2	arytenoids ou parte posterior da entrada laríngea
3	epiglote (obstrução visual da epiglote à laringe>50%)
4	sem vista glótica, ou vista de epiglote

Quadro 7. Posições anatómicas de classificação do LMA

Vantagens da LMA sobre a ventilação por saco e máscara:

1. Melhora as vias respiratórias claras

2. Reduz a obstrução das vias aéreas superiores

3. Melhora a ventilação e a oxigenação

4. Reduz a insuflação gástrica

5. Diminui a distensão gástrica durante o procedimento de reanimação

6. Reduz a incidência de entubação traqueal falhada.

Vantagens da LMA sobre o Tubo Traqueal:

1. Não há necessidade de laringoscopia

2. Menos traumas nos tecidos locais e nas vias respiratórias.

3. Sem risco de entubação endobrônquica ou esofágica e

4. Quantidade de conhecimentos necessários

Contra-indicações relativas ao LMA (não aplicável se se utilizar a segunda geração de selos de LMA):

1. Não ter jejuado ou não poder ser confirmado o jejum

2. Pode ter retido conteúdos gástricos

3. Posição de Prone

Contra-indicações para a LMA:

1. Problemas funcionais das vias respiratórias (diminuição fixa da conformidade pulmonar)

2. Obstrução mecânica das vias respiratórias (corpos estranhos ou vias respiratórias superiores sujas)

3. Abertura bucal limitada

Utilizando um LMA em posição propensa, o tema actual cheio de controvérsia pro e contra na literatura é uma inovação mas pode também ter um risco específico. Temos de ter em mente que a Anestesia é uma especialidade médica que proporciona os mais elevados padrões de segurança possíveis, e a decisão de utilizar ou não um LMA em posição prona depende dos anestesistas.

A utilização de uma LMA em amigdalectomia com ou sem adenoidectomia é uma alternativa globalmente segura e viável para o tubo endotraqueal, permite um bom acesso cirúrgico e visualização. Requer boa cooperação com o cirurgião, porque por vezes é necessário um ajuste do LMA ou da mordaça bucal devido a dobras.

Entre os preditores cirúrgicos de falha de inserção de LMA estão a posição do paciente, o tipo e a duração da cirurgia. A rotação intra-operatória da mesa cirúrgica foi o factor de risco mais significativo independentemente associado à falha do LMA. Isto pode ser atribuído ao deslocamento da posição da LMA durante a desconexão do circuito, também durante a recolocação do circuito à LMA. Além disso, foram observados procedimentos cirúrgicos na cabeça e pescoço em um terço das falhas de LMA relacionadas com a rotação da tabela, sugerindo que os factores cirúrgicos podem ter desempenhado um papel pequeno mas importante.

3.2 LMA e vias aéreas difíceis/falhadas

O principal objectivo da gestão pediátrica das vias aéreas é fornecer oxigenação e ventilação. O controlo difícil das vias respiratórias em pacientes pediátricos pode ser definido como problemas de ventilação utilizando máscara facial ou dispositivos extraglóticos ou intubação. As directrizes estabeleceram um papel significativo do

LMA na gestão de vias respiratórias difíceis devido a vantagens tais como: a) factores de difícil ventilação e intubação por máscara facial não têm influência na inserção e função do LMA, b) o LMA é utilizado ao mesmo tempo que um dispositivo ventilatório e como guia para a intubação por fibra óptica, c) os profissionais tornam-se fácil e rapidamente qualificados na sua utilização e d) melhorar a vedação das vias respiratórias e a protecção contra a aspiração do LMA melhorando também a segurança do paciente.

3.3 LMA e RCP

Durante a reanimação cardiopulmonar (RCP) a intubação traqueal proporciona a via aérea mais fiável, mas só deve ser tentada se o prestador de cuidados de saúde for devidamente treinado e tiver experiência regular e contínua com a técnica. Na ausência de pessoal especializado em entubação traqueal, a Laryngeal Mask Airway é uma alternativa aceitável. Estudos têm demonstrado que os prestadores de cuidados de saúde requerem frequentemente múltiplas tentativas para intubar com sucesso as crianças, especialmente os recém-nascidos, durante a reanimação. As taxas de eventos adversos têm aumentado de 14,2% (para casos com intubação bem sucedida na primeira tentativa) para 47,2% (em casos com sucesso na segunda passagem) e para 63,6% (em casos com sucesso na terceira passagem). Nestas situações, a máscara laríngea das vias aéreas (LMA) pode ser um dispositivo que salva vidas; no entanto, o seu papel como dispositivo primário das vias aéreas permanece estabelecido. Tem sido utilizado como uma alternativa eficaz e menos invasiva à intubação endotraqueal, ventilações mais eficazes do que a BVM ao longo do tempo durante a RCP, uma vez que há menos risco de regurgitação gástrica e aspiração pulmonar. A BVM é mais rápida a realizar a primeira ventilação mas há uma perda de eficácia ao longo do tempo.

O LMA está incluído nas Directrizes Internacionais para a Ressuscitação Neonatal desde 2000. Os fundamentos da ressuscitação neonatal são o estabelecimento rápido de uma via aérea patente e o fornecimento de ventilação por pressão positiva. Um limite de LMA poderia ser a exigência de pressões elevadas nas vias aéreas (geralmente 20 cm H2O é eficaz, mas 30-40 cm H2O ou superior em alguns recém-nascidos) para a ventilação pulmonar do recém-nascido. A mais recente investigação encorajadora supera o desempenho da cLMA e estabelece a PLMA/SLMA/i-Gel como mais eficaz nos recém-nascidos em que um tubo traqueal teria sido escolhido, em antecipação à exigência de altas pressões das vias respiratórias para a ventilação.

3.4 LMA em ambientes pré-hospitalares

Assegurar as vias respiratórias em pacientes de emergência é um dos mais importantes procedimentos de terapia pré-hospitalar. O tubo traqueal com manguito é o melhor dispositivo para a fixação das vias aéreas fora da sala de operações quando é realizado por profissionais experientes. Proporciona protecção da aspiração do conteúdo gástrico ou sangue da boca, ventilação adequada durante as compressões torácicas, secreções traqueais de sucção, via para a administração de fármacos, no entanto, requer treino significativo, experiência e prática constante. A intubação endotraqueal (ETT) precisa de ser confirmada com capnometria. As complicações acidentais mais graves da gestão das vias aéreas ETT são a intubação esofágica não detectada e a extubação traqueal não notada. Assim, o tipo de dispositivo de vias aéreas que deve ser utilizado em situações de emergência pré-hospitalar depende não só das necessidades do paciente e do equipamento disponível, mas também do nível de perícia dos médicos que estão encarregados dos cuidados do paciente. Além disso, o elevado nível de habilidade das vias aéreas do anestesista, dificilmente pode ser alcançado pelo pessoal dos serviços médicos pré-hospitalares. Confrontados com equipamento limitado, acesso e posicionamento da cabeça do paciente impossível, presença de hipoxia, distúrbio anatómico, detritos, secreções, sangue, vómitos, danos dentários, imobilização da coluna vertebral, realização simultânea de RCP ou outros procedimentos terapêuticos são alguns problemas que complicam a gestão das vias aéreas no contexto pré-hospitalar. As directrizes sobre a gestão das vias aéreas pré-hospitalares recomendam tubo combinado, tubo laríngeo com porta gástrica, ILMA (ideal para profissionais inexperientes, fornece ventilação e entubação) e LMA como dispositivo no ambiente pré-hospitalar.

A taxa de sucesso da intubação endotraqueal fora do hospital é de 77%, tubo combi 83,6% e LMA 95,3%. Uma extensa lista de características que muito provavelmente asseguram o enquadramento adequado do LMA no pessoal dos serviços médicos pré-hospitalares:

1.   segurança e eficácia,

2.   proporciona ventilação espontânea e com pressão positiva,

3.   fácil de usar,

4.   exige equipamento mínimo (bloco de mordedura, seringa e fita adesiva)

5.   eficácia mesmo em colocação subaproveitada

6.   limita o risco de aspiração (sucção/ventilação gástrica)

7.   efeitos secundários insignificantes (irritação das vias respiratórias, respostas cardiovasculares, movimentos vertebrais)

8.   formação realista disponível através de instruções em vídeo sobre manequins adequados.

CAPÍTULO 4

4.1 Algoritmos Pediátricos de Gestão de Vias Aéreas Difíceis

Os algoritmos são procedimentos escalonados desenvolvidos a partir de um número considerável de recomendações baseadas em revisões sistemáticas. Os termos "Directrizes" e "Directrizes Práticas" são utilizados em vez de algoritmos em medicina.

O primeiro Algoritmo de Gestão das Vias Aéreas Difíceis, as "*Practice Guidelines for Management of the Difficult Airway*", publicado em 1993 pela ASA nos Estados Unidos como resultado do elevado número de eventos respiratórios perioperatórios adversos durante a gestão das vias aéreas. Desde então, numerosas sociedades de anestesiologia desenvolveram os seus próprios algoritmos, sendo um dos mais importantes a DAS (Difficult Airway Society), que foi actualizada em 2015 e a primeira a desenvolver algoritmos pediátricos de vias aéreas difíceis. As directrizes da DAM (Difficult airway management) acentuam a importância de prever uma via aérea difícil com a apresentação de alternativas para diferentes situações clínicas, estratégia planeada para melhorar a qualidade da prática clínica e desempenhar o papel chave tanto na segurança dos profissionais como dos pacientes. Algumas directrizes, como o algoritmo ASA, incorporam todos os cenários de vias aéreas difíceis num único documento, mas algumas, como o algoritmo DAS, desenvolveram directrizes separadas para cada situação. As directrizes requerem um algoritmo simples, só para o futuro, fácil de memorizar para evitar a hipoxia. Deve ser adaptado à capacidade individual e ao julgamento do anestesista/praticante e à disponibilidade dos recursos das unidades de saúde ou hospitais.

Os anestesistas/praticantes podem enfrentar problemas com vias respiratórias pediátricas normais difíceis inesperadas, vias respiratórias pediátricas normais difíceis, e vias respiratórias pediátricas difíceis conhecidas ou esperadas (Tabela 8).

Cenário das vias aéreas	Desafios

Vias aéreas pediátricas normais difíceis e inesperadas	Obstrução anatómica Obstrução funcional das vias aéreas
Via aérea pediátrica normal deficiente	Inflamação Trauma de Alergia Corporal Estrangeira
Vias aéreas pediátricas conhecidas ou esperadas difíceis	Anomalias das vias aéreas da cabeça e do pescoço associadas a síndromes congénitas Adquirido (queimaduras e sustos) Tumor e outras massas Subglóticas e traqueais Síndrome da massa mediastinal anterior

Quadro 8: Vias respiratórias pediátricas: vias respiratórias inesperadas, prejudicadas e esperadas difíceis

Um problema inesperado com as vias respiratórias pediátricas pode acontecer quando tratado por uma pessoa inexperiente, mas acontece muito raramente em mãos experientes. Laringoespasmo e broncoespasmo (Tabela 9) são os cenários mais comuns de vias aéreas pediátricas normais difíceis e inesperados. Ambos podem resultar em complicações com risco de vida, incluindo hipoxia grave, bradicardia, edema pulmonar de pressão negativa, e paragem cardíaca.

Uma das mais graves situações de emergência com risco de vida em crianças é a inalação de corpos estranhos (FB). Se um incidente de aspiração tiver sido testemunhado ou suspeito, devem ser iniciadas manobras de apoio à vida baseadas nas directrizes do Conselho Europeu de Ressuscitação e da Associação Americana do Coração enquanto os serviços de ambulância locais estão a ser chamados. Um bebé asfixiado com menos de 1 ano de idade deve ser colocado virado para baixo sobre o braço do socorrista, com a cabeça posicionada abaixo do tronco. Cinco golpes medidos nas costas são entregues rapidamente entre as escápulas do bebé com o calcanhar da mão do socorrista. Se a obstrução persistir, a criança deve ser rolada e cinco compressões torácicas rápidas realizadas (semelhantes à ressuscitação cardiopulmonar). Esta sequência é repetida até que a obstrução seja aliviada. Numa criança asfixiada com mais de 1 ano de idade, podem ser realizadas com cautela e cuidado, especialmente em crianças mais novas devido a uma possível lesão de órgãos intra-abdominais. As varreduras de dedos cegos não devem ser realizadas em bebés ou crianças porque o dedo pode de facto empurrar o corpo estranho mais para dentro das vias respiratórias causando mais obstrução. As vias respiratórias podem ser abertas pela força do maxilar, e se o corpo estranho puder ser directamente visualizado, pode-se tentar remover cuidadosamente com os dedos ou instrumentos (pinça Magill). Os pacientes com apneia persistente e incapacidade de conseguir uma ventilação adequada podem requerer intubação de emergência, traqueotomia, ou cricotirotomia com agulha, dependendo do cenário e das capacidades do socorrista. As crianças com suspeita de aspiração aguda de corpo estranho devem ser internadas no hospital para avaliação e tratamento.

O algoritmo das vias aéreas difíceis deve ser constituído por três partes: Oxigenação (A), intubação traqueal (B), e salvamento (C). Algoritmo DAS para adultos que foi adaptado em 2013 por prof. Markus Weiss propôs algoritmo para a gestão da via aérea pediátrica difícil inesperada (Figura 38).

TRATAMENTO DO LARINGOESPASMO DURANTE A ANESTESIA "LIGEIRA" OU QUANDO É EFECTUADA A EXTUBAÇÃO
Empuxo do maxilar, manobra de Larson
Administrar 100% de oxigénio e CPAP
Propofol 0,5-1,0 mg/kg IV
Succinilcolina 0,5-1mg/kg/IV ou 1-2 mg IM/Rocuronium 0,6-1,2mg/kg IV
TRATAMENTO DO BRONCOESPASMO

Paciente desperto

Administre 2-4 inalações de um beta-agonista através de inalador ou nebulizador

Administrar oxigénio suplementar através de máscara facial

Se for persistente, considere:

Administrar Epinefrina IM :< bebé de 6 meses 50 mcg

6 meses - 6 anos 120 mcg

6 anos - 12 anos 250 mcg > 12 anos 500 mcg

Doente intubado

Administrar 100% de oxigénio com ventilação por pressão positiva

Administre 6-8 baforadas de um inalador beta-agonista na extremidade aberta do ETT ou através de um cotovelo de medicação adicionado ao circuito concebido para o fornecimento de medicamentos inalantes

Considerar o aprofundamento do plano anestésico

Se for persistente, considere:

Administrar Epinefrina IV: 0,1-1,0 mcg/kg 1:100 000

Administrar sulfato de magnésio 50 mg/kg IV durante 20 minutos

Administrar Aminofilina 5 mg/kg IV durante 20 minutos

Administre Hydrocortisone IV :< criança de 1 ano 25mg

1-5 anos 50 mg

6 -12 anos 100 mg

Quadro 9: Tratamento do laringoespasmo e do broncoespasmo

O algoritmo sugerido incorporou todos os cenários difíceis das vias aéreas numa única directriz útil para superar problemas inesperados de oxigenação e ventilação difíceis nas vias aéreas normais das crianças. É aceitável para situações de oxigenação de emergência sem anestesia, realizada por pessoas experientes, bem

como menos

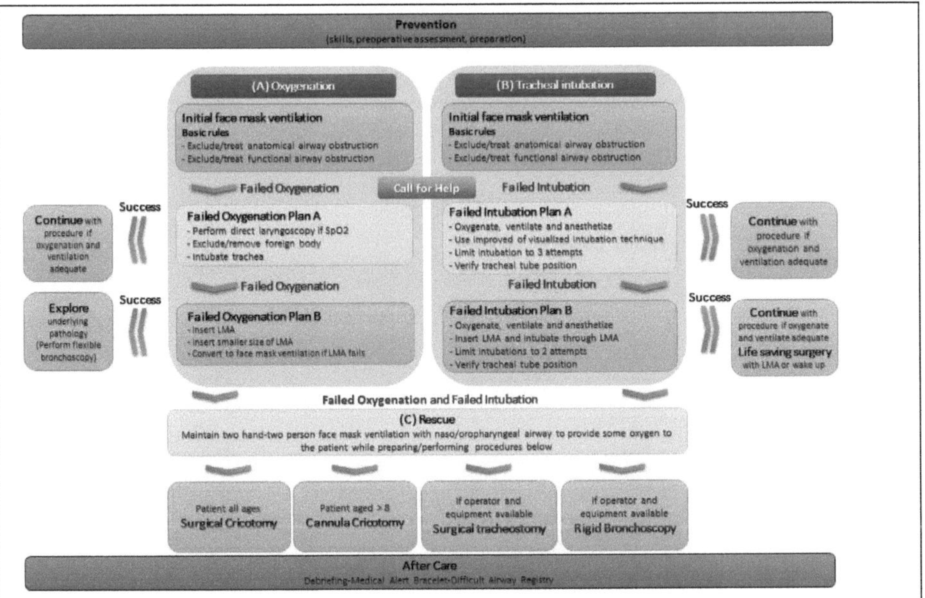

Figura 38: Algoritmo de vias aéreas pediátricas difíceis não antecipadas (Adaptado do algoritmo da Difficult Airway Society para adultos)

mãos experientes.

Problemas anatómicos ou funcionais das vias respiratórias requerem um algoritmo simples, só para o futuro, fácil de memorizar para evitar a hipoxia (Figura 39). Os algoritmos sugeridos são directrizes separadas para superar problemas inesperados de oxigenação/ventilação difícil e entubação traqueal em crianças de outro modo normais. As vias respiratórias pediátricas realmente difíceis são raras e estão geralmente associadas a descobertas anatómica e fisiologicamente importantes, tais como anomalias e síndromes congénitas, traumas, infecções, inchaços e queimaduras. A utilização de preditores de intubação difícil em pacientes pediátricos, tais como hipoplasia mandibular, abertura limitada da boca, mobilidade limitada do pescoço e assimetria facial, incluindo anomalias do ouvido, estridor, e história de apneia obstrutiva do sono, deve ser obrigatória na avaliação pré-operatória.

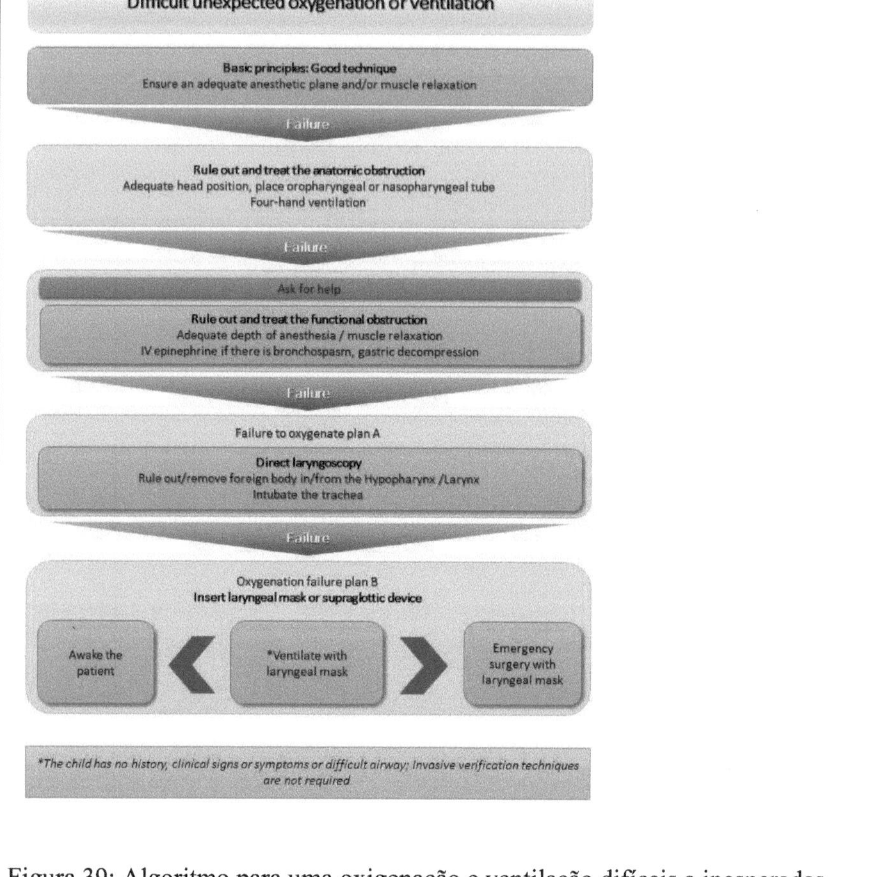

Figura 39: Algoritmo para uma oxigenação e ventilação difíceis e inesperadas

A laringoscopia difícil (Cormack e Lehane grau 3 ou 4) é geralmente menos comum em crianças do que em adultos. A laringoscopia difícil pode ser esperada se o paciente tiver menos de 1 ano de idade e houver provas de dimorfismo craniofacial. A intubação traqueal deve ser limitada a um máximo de três tentativas por um anestesista experiente, porque as vias aéreas pediátricas são sensíveis ao inchaço e ao trauma. É indicado um algoritmo simples utilizando as melhores instalações locais (Figura 40) para uma intubação traqueal difícil inesperada em crianças.

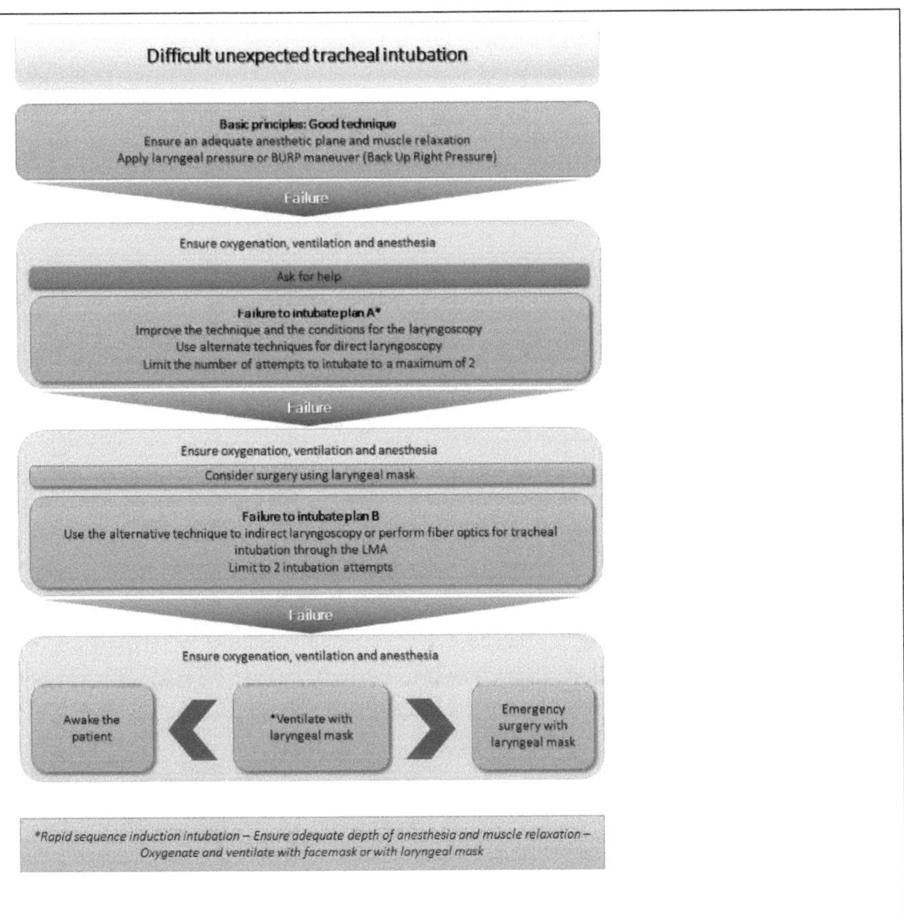

Figura 40: Algoritmo para intubação traqueal difícil e inesperada

Relativamente ao desenvolvimento tecnológico no domínio da manipulação das vias aéreas, recomendações de documentos relevantes actualmente disponíveis com base em revisões sistemáticas, provas para apoiar as boas práticas clínicas na gestão das vias aéreas pediátricas difíceis e aumentar a segurança tanto do paciente como do profissional, a DAS desenvolveu em 2015 as primeiras directrizes separadas para cada situação de vias aéreas pediátricas difíceis actualmente relevante (Figuras 41, 42 e 43). As directrizes consideram a broncoscopia de fibra óptica (FOB), especialmente FOB através da LMA, como o padrão de ouro para as vias aéreas difíceis em pacientes acordados, sedados ou anestesiados, e para o controlo do posicionamento do tubo endotraqueal; o LMA deve ser o método de resgate não invasivo quando a ventilação/intubação da máscara facial não é possível; a cricotiroidotomia é uma técnica de acesso cirúrgico recomendada quando não se pode intubar e não se pode ventilar (CICV); está a quebrar o medo de não ser capaz de intubar e a encorajar os profissionais a pedir ajuda.

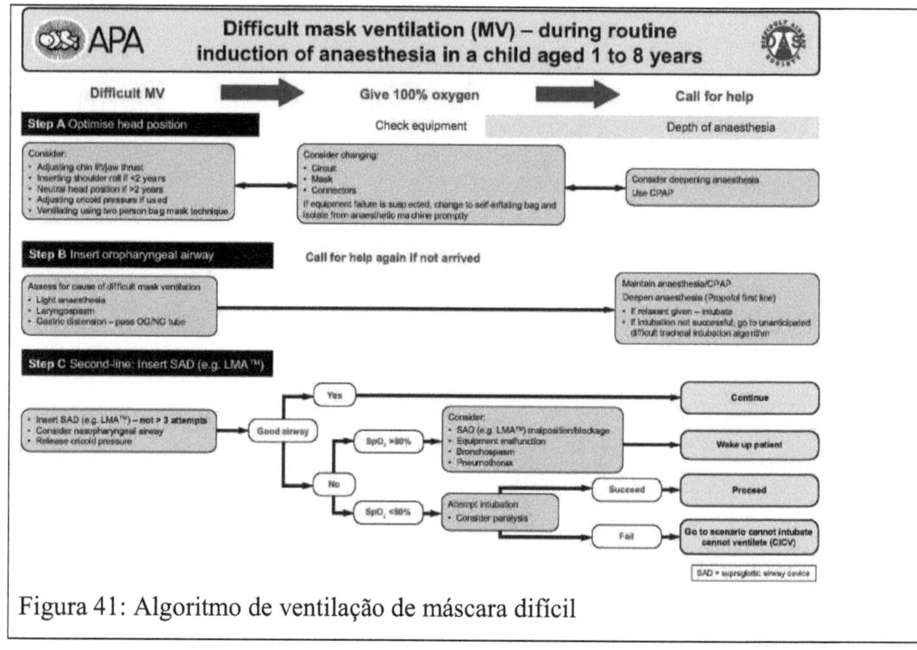

Figura 41: Algoritmo de ventilação de máscara difícil

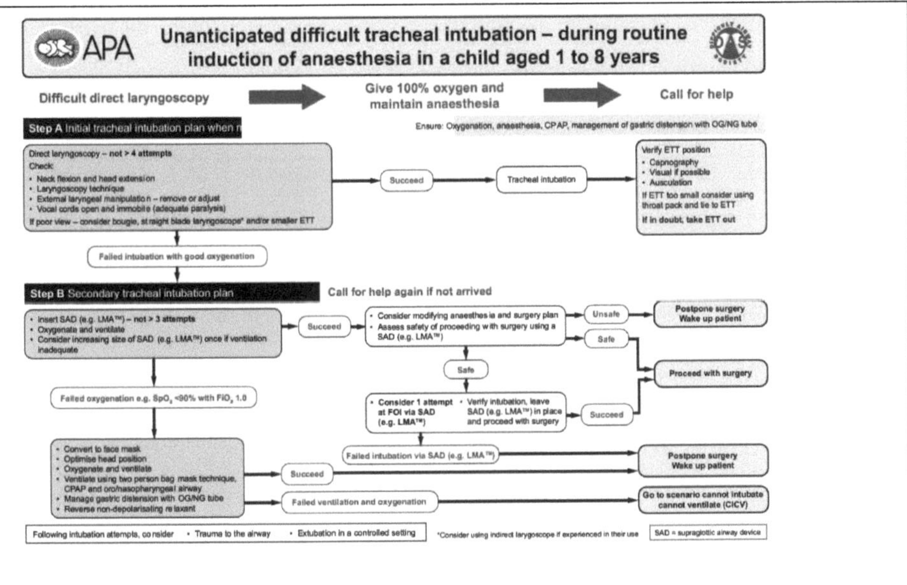

Figura 42: Algoritmo de entubação traqueal difícil não antecipado

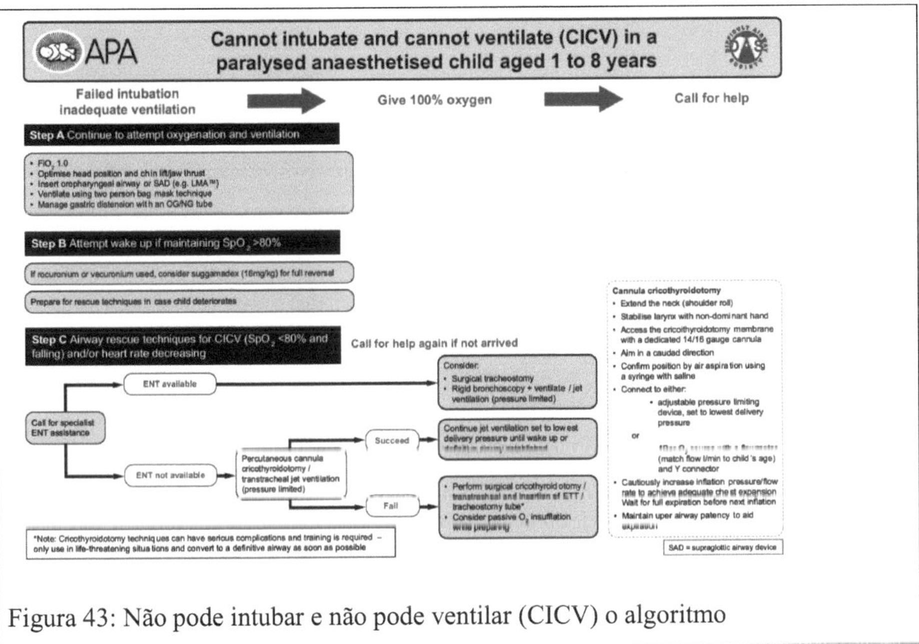

Figura 43: Não pode intubar e não pode ventilar (CICV) o algoritmo

O principal objectivo é oxigenar o paciente, não deve ser esquecido, ou o paciente morrerá devido à anóxia, e não devido a uma entubação falhada.

É indiscutível o papel no mais recente algoritmo (a difícil intubação traqueal imprevista pela Difficult Airway Society) como instruções úteis, aceitáveis e adequadas para paramédicos/físicos/anestésicos treinados para a gestão avançada das vias aéreas pediátricas em salas cirúrgicas e serviços médicos de emergência, na gestão e manutenção das vias aéreas pediátricas em geral, com destaque para o papel do LMA como instrumento de salvamento em situações de alta emergência e de risco de vida. Os EGDs certamente deslocaram os limites quando confrontados com problemas de ventilação difíceis. Existem muitos tipos diferentes no mercado e novos tipos continuam a aparecer. Apesar da eficácia, existem algumas limitações (nunca esquecer a distância mínima interincisivos/abertura bucal para inserir EGDs, a presença de estenose laríngea/sublaríngea e estômago cheio). Nem todos os EGD têm as mesmas características, e a sua aplicação requer competências, o que significa uma utilização diária na prática clínica de rotina.

As directrizes disponíveis destinam-se como recomendações básicas e não como padrões de cuidados ou requisitos absolutos, pelo que não devem substituir as políticas institucionais locais e devem ser optimizadas, incluindo as estratégias individuais dos profissionais, os seus conhecimentos, competências, experiência clínica, disponibilidade de dispositivos em cada centro e as características do paciente.

CAPÍTULO 5

A aprendizagem e formação num campo da gestão das vias aéreas deve ser considerada como essencial para a prática da anestesia e dos profissionais que trabalham em departamentos de emergência. Muitas competências têm de ser adquiridas por anestesistas/praticantes em formação, e os algoritmos/orientações podem ser considerados um modelo para fins educacionais.

Programa para médicos estagiários em anestesia, subespecialidades pediátricas, medicina de emergência, cirurgia, cuidados críticos, e otorrinolaringologia-cabeça e cirurgia do pescoço, cujo estágio dura um tempo específico, permite uma formação eficaz e uma utilização consistente de múltiplas formas de estabelecer uma gestão básica e avançada das vias aéreas. Algumas das competências incluídas na formação baseada em competências do Royal College of Anesthetists (RCA) são dadas no Quadro 10. No entanto, outros médicos e especialistas provavelmente não recebem as mesmas oportunidades.

Competências a serem aprendidas num ambiente clínico	Competências a aprender num ambiente não-clínico com alguma experiência clínica
Conhecimentos básicos de vias aéreas com máscara aérea e facemática	Intubação através de uma máscara laríngea de via aérea (tanto cega como fibrosa)
Utilização da máscara laríngea das vias respiratórias	Entubação com fibra óptica através do nariz e da boca
Laringoscopia directa e intubação traqueal	Entubação desperta
Indução rápida de sequência	Utilização de outros dispositivos das vias aéreas, por exemplo Combitube

Utilização de lâminas e bougies alternativas	Ventilação trans-traqueal eletiva
Entubação falhada	Entubação retrógrada

Quadro 10: Algumas das competências listadas nos documentos de formação com base na competência

da RCA

A formação em Gestão de Vias Aéreas é um programa concebido para dar aos participantes a oportunidade de aprender, praticar e demonstrar a sua capacidade na aplicação de competências básicas e avançadas de gestão de vias aéreas utilizadas no hospital e no ambiente fora do hospital. Os participantes aumentam a sua sensibilização para a gestão e manutenção das vias aéreas através de vários produtos de vias aéreas, e diminuem as competências necessárias através destes produtos e diferentes cenários de gestão das vias aéreas. A mais importante destas estratégias é o ensino de técnicas básicas e avançadas de vias aéreas nas escolas de pós-graduação e a disponibilidade de experiências práticas tanto na simulação como na prática clínica.

Esta é a melhor maneira de enfrentar os desafios das vias respiratórias difíceis, como as que se encontram em traumas ou tentativas anteriores de entubação, edema laríngeo, bem como em pacientes com anomalias craniofaciais.

No entanto, a importância do treino das vias aéreas tem dirigido a atenção do sistema de saúde para os problemas das vias aéreas e os seus efeitos nos resultados e sobrevivência dos pacientes. A alteração e melhoria do programa dos formandos com o equipamento necessário, os professores e o tempo fornecido não devem ser negligenciados. Ter em mente que o aumento da pressão económica não anula acidentes e responsabilidades críticas.

A formação em competências das vias aéreas, desde a cabeça, queixo, uma via aérea e máscara facial até à intubação com fibras ópticas em pacientes vivos, ajusta os problemas técnicos e éticos. Várias ferramentas de simulação para a aprendizagem destas competências estão disponíveis há mais de 40 anos, também, os métodos de ensino alternativos para ultrapassar estas questões são extremamente avaliados.

A manipulação de uma via aérea de emergência requer uma combinação de excelentes capacidades motoras, conhecimentos, forma logística e reflexiva de tomar decisões clínicas. O modelo ideal de programa de treino para desenvolver e melhorar as competências das vias aéreas poderia ser algum tipo de combinação de ensino, prática e métodos de treino de acordo com a avaliação das competências clínicas de Miller, o que proporcionaria, com certeza, um elevado nível de proficiência na gestão das vias aéreas (Figura 44). Este modelo ideal é bastante dispendioso, mas

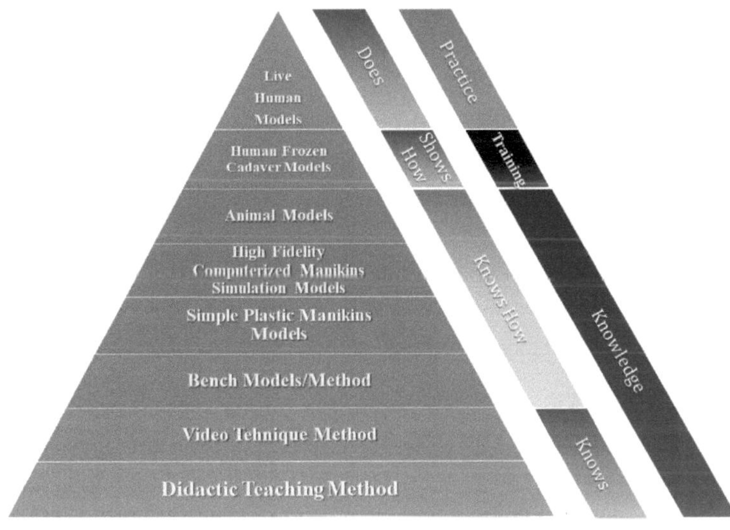

Figura 44: Modelo ideal de programa de formação de competências em vias aéreas

permitiu adaptar localmente alguns destes métodos em função das facilidades financeiras do hospital e do apoio ao sistema de saúde.

O método didáctico de ensino é um núcleo básico de conhecimento. Inclui palestras, tutoriais, e grupos de discussão antes de se tentar o novo procedimento.

O método da técnica de vídeo fornece revisões dos desempenhos de manuseamento das vias aéreas aos profissionais e dá a percepção como um feedback.

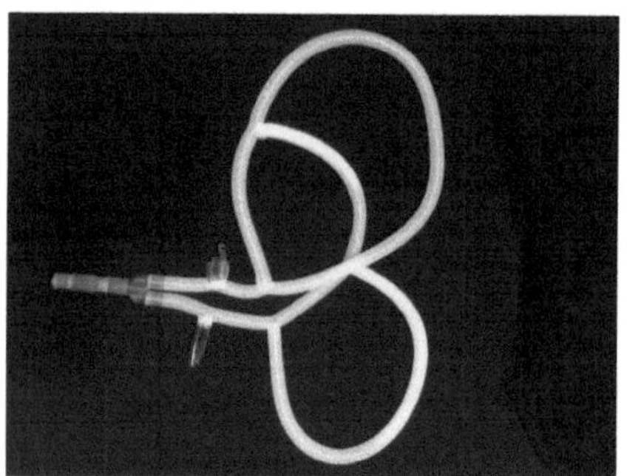

Figura 45: Dispositivo de fabrico caseiro para a prática da habilidade motora para broncoscopia de fibra óptica

Os modelos de bancada são utilizados para desenvolver e melhorar capacidades motoras complexas e exigentes como a broncoscopia fibrosa e a cricotirotomia; mas com alguma improvisação caseira, este modelo pode ser utilizado para desenvolver capacidades motoras para qualquer tipo de procedimento de vias aéreas. Alguns dispositivos simples, caseiros, utilizados para melhorar as capacidades motoras para a broncoscopia fibrosa e para a cricotirotomia são mostrados nas Figuras 45 e 46. Um exemplo de fabrico mais sofisticado de sistema de treino para broncoscopia de fibra óptica, que pode variar na sua complexidade quando requerido pelo instrutor, está disponível em vários fabricantes. O método de bancada é inadequado como método de treino individual, mas como parte de um programa de treino pode ser muito útil.

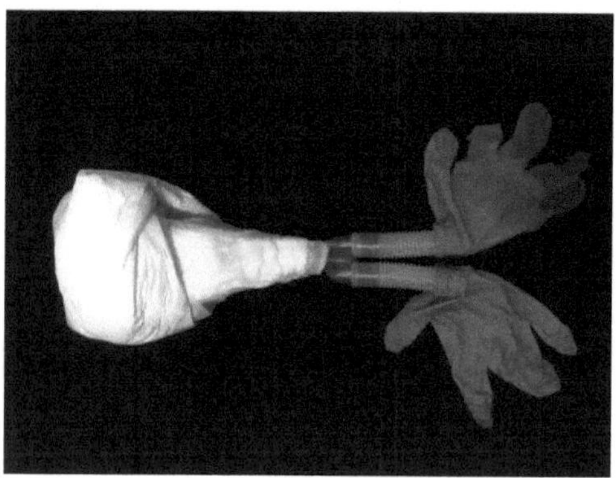

Figura 46: Dispositivo caseiro para a prática da habilidade motora para a cricotirotomia

Manequins plásticos simples que tentam imitar a anatomia humana têm sido utilizados na formação há muitos anos. A sua utilização no ensino da intubação e na exploração de novos dispositivos e técnicas de vias aéreas está também bem estabelecida. Apesar do seu realismo limitado, este modelo é um instrumento de treino útil para novos instrumentos ou na simulação de laringo-escópia difícil, também pode ser utilizado em outras posições para além da posição supina. A tecnologia avançada permitiu o desenvolvimento de manequins computorizados ou simuladores de pacientes. Estes manequins podem ser programados para apresentar uma variedade de cenários de vias aéreas difíceis. A sua eficácia na formação não consiste apenas em melhorar as competências dos praticantes, mas também em transferir as competências do modelo de bancada padrão para os pacientes. A sua fidelidade está continuamente a melhorar.

Todos estes cinco modelos estão livres das preocupações éticas na prática.

As desvantagens dos modelos plásticos incluem a ausência de elasticidade dos tecidos, secreções e reflexos. Por este motivo, um passo em frente é a utilização de modelos animais para treino de competências práticas. O gato tem anatomia das vias aéreas superiores e reflexos que semelhantes aos de um humano, e os gatos anestesiados são modelos adequados para o ensino da laringoscopia e da intubação. A prática em gatinhos anestesiados tem sido considerada para melhorar a técnica de entubação neonatal dos estagiários. A anatomia da laringe e traqueia do porco é semelhante à do ser humano, pelo que o porco anestesiado tem sido utilizado como modelo para a realização de entubação fibroscópica. As desvantagens incluem preocupações éticas e ligações estreitas com uma instituição veterinária adequada, que pode não estar facilmente disponível. A utilização de instrumentos de formação preparados a partir de tecidos animais é mais comum, não devendo ter preocupações éticas, excepto ligações estreitas com talhante local. Em particular, a utilização de um modelo de traqueia de porco para treino em cricotirotomia e traqueostomia está bem estabelecida.

O modelo de cadáver humano congelado inclui uma "sensação" natural, oferecida a melhor "simulação" possível da vida real da gestão das vias aéreas se não contarmos com o modelo humano vivo, para treino especialmente para o curso mãos na via aérea.

O modelo humano vivo inclui o ensino de todas as competências de gestão das vias aéreas em pacientes anestesiados e deve ser reservado apenas a estagiários especializados em anestesia.

O domínio de todas as competências necessárias para uma gestão bem sucedida das difíceis vias aéreas não pode ser ensinado em mãos curtas em cursos ou workshops sobre vias aéreas. Os cursos de vias aéreas poderiam proporcionar uma introdução útil às técnicas, mas isto deve então ser acompanhado no hospital de base do estagiário com, periodicamente, pelo menos de três em três meses, uma actualização (formação de renovação) das competências que não são utilizadas de forma rotineira.

O ensino da gestão das vias aéreas depende do conhecimento, da prática e da capacidade de ensino dos professores/instrutores. Os instrutores têm de ser formados através de cursos de formação de formadores de gestão de vias aéreas, cujo objectivo é melhorar as aptidões e conhecimentos pedagógicos, além de cumprir os critérios curriculares e compreender plenamente a sua disciplina.

AGRADECIMENTOS

Para os meus amigos, colegas e professores Dusanka Janjevic, Markus Weiss e Massimiliano Sorbello, só tenho palavras de gratidão! Aprendi muito convosco e ainda estou a aprender. Estou a percorrer este caminho muito inspirado pelo vosso trabalho e muito obrigado por isso.

Gostaria de agradecer ao meu amigo Radule Femic pelos maravilhosos esboços que me ajudaram imenso em tempos de emergência.

Gostaria também de agradecer à minha filha Irina toda a inestimável ajuda no estilo e revisão de textos e, claro, ao meu adorável marido Jovo pelo apoio técnico.

Tudo o que posso dizer à DAS (Sociedade das Vias Aéreas Difíceis) e à APAGBI (Associação de Anestesistas Pediátricos da Grã-Bretanha e Irlanda) é Obrigado pelo vosso trabalho desafiante no desenvolvimento das Paediatric Difficult Airway Guidelines 2015 que torna a nossa missão mais robusta e segura do que nunca e obrigado pela vossa permissão para usar as vossas directrizes neste livro.

Por último, mas não menos importante, agradeço-lhe Alina Covali pela sua grande paciência e compreensão.

REFERÊNCIAS

1. Karisik M. Simples, oportuna, segura? Máscara laríngea e vias respiratórias pediátricas. Acta Clin Croat 2016; (Sup. 1) 55:55-61

2. Adewale L. Anatomia e avaliação das vias respiratórias pediátricas. Anestesia pediátrica 2009;19(1):1-8

3. Weiss M, Engelhardt T. Não pode ventilar paralyze! Anestesia Pediátrica 2012; 22:1147-1149

4. Habre W. Ventilação neonatal. Best Pract Res Clin Anestesiol 2010; 24:353364

5. Weiss M, Engelhardt T. Proposta para a gestão da inesperada e difícil via aérea pediátrica. Anestesia Pediátrica 2010; 20:454-464

6. Schmidt A,Weiss M, Engelhardt T. A via aérea pediátrica: Princípios básicos e desenvolvimentos actuais. Europien Journal of Anaesthesia 2014; 31:293-299

7. Heinrich S, Birkholz T, Ihmsen H, Irouschek A, Ackermann A, Schmidt J. Incidência e preditores de laringoscopia difícil em 11.219 procedimentos de anestesia pediátrica. Anestesia pediátrica 2012; 22:729-736

8. White MC, Cook TM, Stoddardt PA. Uma crítica aos dispositivos eletivos das vias aéreas supraglóticas pediátricas. Anestesia Pediátrica 2009;19(1):55-65

9. Holm-Knudsen R.J, Rasmussen L.S. Pediatric airway management: aspectos básicos. Acta Anesthesiologica Scandinavica 2009; 53: 1-9

10. Bhavesh P, Bingham R. LMA e outros aparelhos de vias aéreas supragloticas em anestesia pediátrica. Oxford Journals, Medicine, BJA: CEACCP, Volume 9, Número 1, Pp.6-9

11. Hughes C, Place K, Berg S, Mason D. Uma avaliação clínica do dispositivo de vias aéreas supraglóticas I-gel em crianças. Anestesia pediátrica 2012; 22:759-764

12. Weksler N, Klein M, Rozentsveig V, Weksler D, Sidelnik C, Lottan M, et al. Máscara Laríngea em posição prona: puro exibicionismo ou uma técnica válida. Minerva Anesthesiol 2007; 73:33-37

13. Nolan JP, Soar J, Zideman DA, Biarent D, Bossaert CC, Deakin CD, et al. European Resuscitation Council guidelines for resuscitation 2010. Secção 4. Apoio à vida avançada de adultos. Ressuscitação 2010; 81:1305-52

14. Berry AM, Brimacombe JR, Verghese C. As vias respiratórias da máscara laríngea em emergência, medicina neonatal de ressuscitação e medicina intensiva. Int Anesthesiol Clin 1998;36:91-109

15. Thomas EO. Ressuscitação neonatal e as vias respiratórias da máscara laríngea. Anestesia 1995;50:569

16. Gandini D, Brimacombe JR. Ressuscitação neonatal com a máscara laríngea das vias respiratórias em bebés normais e de baixo peso à nascença. AnesthAnalg 1999; 89(3):642-3

17. Acharya R, Dave NM. Comparação entre as vias aéreas i-gel e as vias aéreas da laringe de prosa em pacientes pediátricos submetidos a anestesia geral. Ped. Anesth. e Crit.Care Journ. 2016; 4(2):97-102

18. Flavell E, Boyle M. O que é mais eficaz para a ventilação no ambiente pré-hospitalar durante a ressuscitação cardiopulmonar, as vias respiratórias da máscara laríngea ou a máscara da válvula de bolsa? Journal of Emergency Primary Health Care. 2010; 8(3)

19. Jaganuathan N, Sohn L, Mankoo R, Langen K, Roth A, Hall S. Avaliação prospectiva do ar auto-pressurizado Q intubando as vias respiratórias laríngeas nas crianças. Ped. Anesth. 2011; 21:673-680

20. Asida SM, Ahmed SS. Facilidade de inserção da via aérea da máscara laríngea em pacientes cirúrgicos pediátricos: Preditores de fracasso e resultado. Revista Saudita de Anestesia. 2016; 10(3):658-4

21. Karisik M, Janjevic D, Sorbello M. Broncoscopia de fibra óptica versus videolaringoscopia na gestão de vias aéreas pediátricas. Acta Clin Croat (Suppl 1):2016; 55:5154

22. Reid J, Austin P, Rodriguez R. As vias respiratórias da máscara laríngea: É

segura para adenotonsillectomia pediátrica? Anesthesia e Journal. 2015; 3(1)

23. Lee HJ, Song KJ, Kim SC. Determinação da profundidade de inserção da máscara laríngea flexível das vias respiratórias na população pediátrica. 2017; 36:76-79

24. Engelhardt T, Weiss M. Uma criança com uma via aérea difícil: o que devo fazer a seguir? Opinião actual Anaesthesiologica 2012; 25: 326-332

25. Kim EH, Song JK, Lee HJ, Kim HS, Kim HC, Yoon SH, et al. Desflurane versus sevoflurane na anestesia pediátrica com máscara laríngea de via aérea. Medicina. 2017; 96:35(e7977)

26. Mathis M, Haydar B, Taylor EL, Morris M, Malviya SV, Christensen RE, et al. Failure of the laryngeal mask airway Unique™ e Classic™ no paciente cirúrgico pediátrico. 2013; 119:00-00

27. Micaglo M, Bonato R, Nardin MD, Paratto M, Trevisanuto D, Zanardo V, et al. Prospectiva, comparação aleatória de Proseal™ e Classic™ laringeal mask airways in anesthetized neonates and infants. Journal of Anesthesia. 2009; 103(2):267-3

28. Haliloglu M, Bilgen S, Uzture N, Koner O. Método simples para determinar o tamanho das vias respiratórias da máscara da laringe ProSeal em crianças. Rev Bras Anesthesiol. 2017; 67(1):15-20

29. Ambrosio A, Marvin K, Perez C, Byrnes C, Gacounet C, Carnelissen C, et al. Estagiários pediátricos a gerir uma via aérea difícil: Comparação das vias aéreas com máscara laríngea, laringoscopia directa, e vídeo-assistida. Fundação American Academy of Otolaryngologyhead e neck surgery. 2017;

30. Lopez G, Brimacombe, Arranz. Laryngeal mask airway na prática pediátrica: Um estudo prospectivo da aquisição de competências por residentes anestesiados. Anestesiologia. 1996; 84:807-811

31. Habrat DA, Shocket DR, Brande D. Uma visão geral da gestão pediátrica das vias aéreas EMS. Journal of Emergency Medical Services. 2017;

32. Miller DM. vias aéreas supraglóticas de terceira geração: É necessária uma nova

classicificação? British Journal of Anaesthesia. 2015; 115(4):634-5

33.   Ramesh S, Jayanthi R, Archana SR. Gestão das vias aéreas pediátricas: O que há de novo? Inian J. Anesth. 2012;56(5):448-453

34.   Frova G, Sorbello M. Algoritmos para a difícil gestão das vias aéreas. Minerva anesteziologica. 2008;75(4):201-9

35.   Baker PA, Feinleb J, O'Sullivan EP. É tempo de a educação em gestão das vias aéreas ser obrigatória? British Journal of Anesthesia. 2016;117(Si):i13-i16

36.   Stringer RK, Bajenov S, Yentis MS. Formação em gestão de vias aéreas. Anestesia. 2002;57(10):967-983

37.   Miller GE. A avaliação das aptidões/ competências/ desempenhos clínicos. A medicina académica. 1990; (Suplemento)65:563-57

38.   Descarregar as directrizes da Difficult Airway Society 2015. http://das.uk.com /guidelines/downloads. Html /guidelines/downloads.

39.   Directrizes APAGBI para as Vias Aéreas Pediátricas. Disponível em

http://www.apagbi.org.uk/publications/apa-guidelines (acedido a 13. Janeiro 2015.)

40.   Timmermans A. Como conceber uma oficina de gestão de vias aéreas? Congresso Europeu de Gestão de Vias Aéreas, Istambul, 2013.

41.   Fidkowski CW, Zheng H, Firth PG. As considerações anestésicas dos corpos estranhos traqueobrônquicos em crianças: uma revisão bibliográfica de 12.979 casos. Anesth Analg 2010;111:1016-25.

42.   Karli C. Gerir o desafio do desenvolvimento profissional contínuo das vias aéreas pediátricas. Canadá J Anest. 2015; 62(9):1000-1016.

43.   Karisik M. Como assegurar uma via aérea segura para cada criança durante uma emergência? Acta Clin Croat. Próximo de 2018.

44.   Weiss M,Schmidt J,Eich C,Stelzner J,Trieschmann U,M^ler -Lobeck L,et al. Handlungsempfehlung zur Prevention und Behandlung des unerwartet schwierigen Atemwegs in der Kinderanasthesie.Anasth Intensivmed 2011 ;52-S54-S63

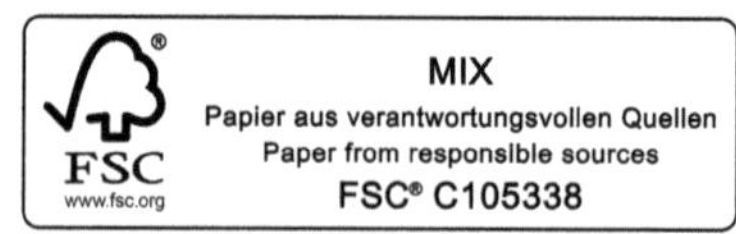

Printed by Books on Demand GmbH, Norderstedt / Germany